DE LA

# CONTRACTURE ESSENTIELLE

DES EXTRÉMITÉS

ET DE SES RAPPORTS

AVEC LE RHUMATISME

PAR

LE Dr ALBERT COLAS

INTERNE EN MÉDECINE ET EN CHIRURGIE DES HÔPITAUX DE PARIS,
MÉDAILLE DE BRONZE DE L'ASSISTANCE PUBLIQUE,
MEMBRE DE LA SOCIÉTÉ ANATOMIQUE.

PARIS

LEFRANÇOIS, LIBRAIRE-EDITEUR

9, RUE CASIMIR-DELAVIGNE, 9

1868

# DE LA
# CONTRACTURE ESSENTIELLE

## DES EXTRÉMITÉS

ET DE SES RAPPORTS

## AVEC LE RHUMATISME

DE LA

# CONTRACTURE ESSENTIELLE

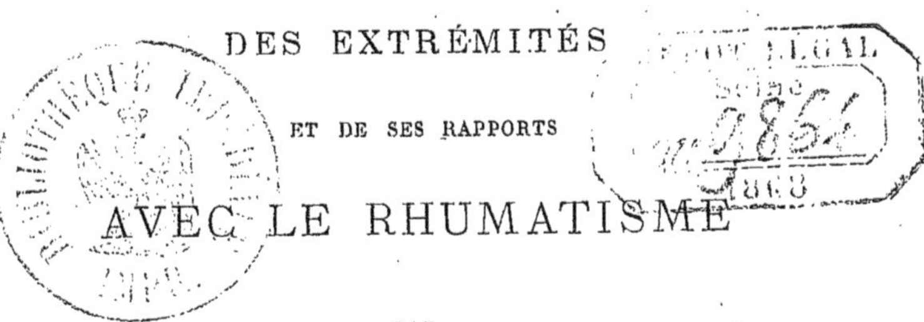

DES EXTRÉMITÉS

ET DE SES RAPPORTS

AVEC LE RHUMATISME

PAR


LE Dr ALBERT COLAS

INTERNE EN MÉDECINE ET EN CHIRURGIE DES HÔPITAUX DE PARIS,
MÉDAILLE DE BRONZE DE L'ASSISTANCE PUBLIQUE,
MEMBRE DE LA SOCIÉTÉ ANATOMIQUE.



PARIS

LEFRANÇOIS, LIBRAIRE-EDITEUR

9, RUE CASIMIR-DELAVIGNE, 9

1868

# INTRODUCTION

> Le rhumatisme a de nombreuses manières de se manifester : le spasme, la contracture, la paralysie, la congestion, etc., lui servent de symptômes plus souvent encore que la fluxion inflammatoire.
>
> (TROUSSEAU et PIDOUX, *Traité de thérapeutique*, t. I, p. 612; 1862.)

A côté des espèces nosologiques bien définies, caractérisées par un ensemble de symptômes qui s'enchaînent et correspondent à des lésions anatomiques toujours les mêmes, il en est d'autres excessivement vagues, qu'on ne sait à quel groupe pathologique rattacher; constituées presque exclusivement par un trouble fonctionnel, elles ne répondent point à certaines altérations cadavériques prévues à l'avance, parfois même demeurent inexplicables devant les résultats négatifs de l'autopsie la plus minutieuse. La contracture essentielle des extrémités est une de ces affections, dont l'origine et la cause anatomique sont loin d'être précisées.

Si les recherches entreprises sur cette question n'ont point été nombreuses en ces derniers temps, elles ont du moins été accomplies autrefois par certains observateurs d'un mérite incontestable. Aussi, dans la première description que nous connaissions de cette maladie, et qui remonte à vingt années environ, alors que les observations de Dance n'avaient fait que la mettre en lumière, trouvons-nous une nosographie aussi complète que possible; plus tard quelques travaux poursuivis dans le même sens sont venus ajouter des faits nouveaux.

Pour nous, en adoptant ce sujet de thèse, nous avons principalement en vue de reproduire ce qui a été écrit jusqu'ici sur la contracture idiopathique, et nous nous proposons d'insister sur la part qu'on a attribuée ou refusée au rhumatisme dans la production de ce désordre musculaire, tout en nous rangeant à l'opinion de ceux qui voient dans bon nombre de ces cas une manifestation rhumatismale : dans toutes les observations que nous citons, l'élément rhumatimal ne peut être contesté, elles viennent donc totalement à l'appui de cette idée ; si, du reste, nous nous sommes laissé aller à un choix aussi exclusif, c'est que nous tenions à pouvoir répondre par un certain nombre de faits à ceux qui, de parti pris, écartent toujours et quand même le rhumatisme. C'est d'après ces mêmes observations que nous tracerons l'histoire de la contracture essentielle, nous ré servant d'ailleurs de faire de fréquents emprunts aux excellentes monographies déjà publiées sur cette matière.

Le titre que nous donnons à notre thèse nous paraît assez explicite pour que nous ne nous croyions point obligé d'indiquer longuement le cadre dans lequel nous pensons nous maintenir ; c'est à cette affection, connue généralement sous le nom de *contracture essentielle des extrémités,* que nous voulons restreindre notre étude. En dehors de là, il est d'autres contractures idiopathiques que nous passerons sous silence, parce que, dans leur début et dans leur marche, elles n'ont que fort peu d'analogie avec celle qui fait l'objet de ce travail. C'est ainsi que la contracture permanente du sterno-mastoïdien et celle des muscles de la face, malgré leur origine fréquemment rhumatismale, ou encore la contracture hystérique, malgré son indépendance complète de toute lésion cérébrale et médullaire, et par conséquent tout essentielle qu'elle soit, ne pourront qu'incidemment appeler notre attention à propos du diagnostic.

Quant à la nature de la maladie qui nous occupe, elle a été très-diversement jugée; on a soutenu que le rhumatisme était toujours étranger à son apparition, et qu'entre les deux il n'existait jamais quelque trait de ressemblance qui pût même autoriser à les mettre en parallèle. Nous n'hésitons pas à répéter que cette appréciation est par trop systématique; les faits que nous avons recueillis protestent d'eux-mêmes, ainsi que nous l'avons déjà dit, contre cette manière de voir. Si de notre côté nous arrivons à une conclusion opposée, pourtant nous reconnaissons volontiers qu'il est des cas où l'influence rhumatismale ne s'accuse pas bien nettement; c'est pour cette raison que nous sommes disposé à accorder la plus grande valeur aux arguments tirés des analogies nombreuses qui existent entre le rhumatisme et la contracture.

La tâche que nous nous sommes imposée serait au-dessus de nos forces, si nous tentions d'aller au delà de simples déductions empruntées aux observations que nous relatons ici. C'est de même en nous basant sur des faits irrécusables de généralisation de contractures, d'abord partielles, et limitées aux membres, que nous avons essayé un rapprochement entre ces contractures et le tétanos rhumatismal.

En commençant ce travail nous avons donc avant tout une ambition : celle de réunir en aussi grand nombre que possible des documents qui, venant plus tard s'ajouter à d'autres, puissent être utilisés et deviennent plus concluants.

---

DE LA

# CONTRACTURE ESSENTIELLE

## DES EXTRÉMITÉS

ET DE SES RAPPORTS

## AVEC LE RHUMATISME

### DÉFINITION, SYNONYMIE.

Si les auteurs anciens n'ont pas méconnu la maladie qui doit nous occuper ici, on peut tout au moins affirmer qu'avant 1831 elle n'avait point encore reçu une dénomination spéciale. Certaines descriptions plus ou moins obscures semblent reproduire assez exactement les symptômes qui lui appartiennent; mais nulle part elle n'est considérée comme entité morbide distincte. Dance (1) est donc le premier qui l'ait dénommée; il l'appelait *tétanos intermittent,* la caractérisant ainsi par les deux phénomènes qui, à ses yeux, la constituaient, à savoir : une contracture plus ou moins généralisée et une intermittence qui n'est pas douteuse dans ses observations. Cette intermittence, qu'il avait constatée, mais qui était incom-

(1) Observations sur une espèce de tétanos intermittent. *Archives de médecine*, 1831, t. XXVI, p. 198.

patible avec le tétanos, où la roideur est essentiellement continue, l'obligeait à voir là une fièvre intermittente tétanique. « Ce serait, dit-il, une fièvre intermittente tétanique, qui, par ses symptômes anormaux, mériterait d'être classée parmi les fièvres pernicieuses, mais que sa terminaison heureuse et spontanée devrait empêcher de ranger dans cette espèce de fièvres. »

Après Dance, en 1832, Constant (1) et Tonnelé (2) étudiaient cette affection chez les enfants, en la désignant : l'un, sous le nom de *contracture essentielle*, et l'autre, sous celui de *nouvelle maladie convulsive;* ces deux termes avaient au moins l'avantage de ne laisser préjuger en rien sa nature.

Murdoch (3), la même année, publiait ses *Considérations sur les rétractions musculaires spasmodiques*, et, trois ans plus tard, De la Berge (4) donnait à peu près le même titre à son travail; ce que l'on entend aujourd'hui par *rétraction* a, nous le verrons, une tout autre portée, et le sens qu'on lui prête généralement ne permet pas de l'appliquer à notre sujet.

Broussais insérait, en 1835, dans le *Journal hebdomadaire des progrès des sciences*, un fait du même ordre qu'il rapportait à une *irritation encéphalo-rachidienne;* le siége et la nature présumables de la lésion lui servirent, comme toujours, à désigner ce cas, qui lui parut d'ail-

(1) Observations sur les contractures essentielles. *Gazette médicale*, 1832, t. III, p. 80.

(2) Mémoire sur une nouvelle maladie convulsive des enfants. *Gazette médicale*, 1832, t. III.

(3) Considérations sur les rétractions musculaires spasmodiques. *Journal hebdomadaire*, 1832, p. 417.

(4) Note sur certaines rétractions musculaires. *Journal hebdomadaire*, 1835, p. 161.

leurs très-singulier, et à l'occasion duquel il se demande s'il n'a point affaire à un véritable tétanos.

Barrier, Rilliet et Barthez, dans leur *Traité des maladies de l'enfance*, adoptent la dénomination de *contracture essentielle*, *contracture des extrémités*, laquelle a prévalu, et a été conservée par tous les auteurs classiques et par MM. Imbert, Fleurot, Rabaud, Fosse, dans leurs thèses inaugurales.

Corvisart, en 1852, créait et proposait le mot *tétanie*, comme plus propre à faire ressortir une particularité digne d'être notée, à savoir, l'envahissement progressif de la contracture (18 fois sur 25). Dans une thèse soutenue en 1865, M. Antonin Comte lui substitua le terme *tétanille* qu'avait employé M. Trousseau à l'une de ses leçons cliniques.

Dans le *Journal de médecine* de 1843, Tessier et Hermel consacrent deux articles à la *contracture* et à la *paralysie idiopathiques*, qu'ils réunissent à dessein, parce qu'ils voient dans ces deux modes deux formes distinctes d'une même maladie, qui peuvent se succéder, et sont intimement liées l'une à l'autre.

M. Delpech applaudit à ce rapprochement, qu'il maintient dans sa thèse (1846); toutefois, le titre de ce mémoire ne le satisfait pas complétement. « Le nom de *spasme*, dit-il, remplacerait heureusement celui de *contracture*, qui s'entend de lésions plus graves et surtout plus persistantes. » Il convient mieux, selon lui, à l'état aigu d'une affection passagère, et, de plus, il a ce triple avantage, qu'il entraîne l'idée de douleur, qu'il comporte parfaitement une autre idée de mobilité, qu'enfin il indique jusqu'à un certain point une tendance à la paralysie, la diminution de l'action volontaire des muscles qui se manifeste dans le spasme étant, pour Stahl, le premier degré de l'abolition des mouvements. Pour toutes ces raisons, M. Delpech intitule son excellent travail : *Des Spasmes musculaires idiopathiques et de la paralysie nerveuse essentielle.*

Aujourd'hui, on entend plus particulièrement par *spasme* la contraction convulsive des organes internes : aussi préférons-nous l'expression générique de *contracture,* comme s'étendant à tous les cas, quels que soient les muscles intéressés, qu'ils appartiennent à la vie de relation ou à la vie organique. Cependant, il nous est arrivé, dans certains passages de notre thèse, pour éviter des répétitions toujours désagréables, d'employer ces deux termes comme synonymes. Quant à l'épithète d'*essentielle* que nous avons conservée, nous ne voulons point dire par là que nous ayons affaire à une affection *sine materia,* nous tenions uniquement à éloigner tout d'abord de notre sujet toutes les convulsions symptomatiques d'une altération des grands centres nerveux.

Nous définirons donc la *contracture,* une contraction involontaire des muscles, plus ou moins durable, caractérisée par un état de tension et de roideur ordinairement douloureux, qui cesse complétement avec elle. C'est une convulsion tonique, qui peut se prolonger pendant plusieurs heures, plusieurs jours. Il arrive fréquemment que des mouvements cloniques, qui se suivent de plus ou moins près, viennent lui donner comme une impulsion passagère ; ce sont les palpitations fibrillaires, dont nous parlerons plus tard : ce clonisme coexiste avec le tonisme, sans le modifier.

La contracture peut-elle amener une déformation dans les régions qu'elle a longtemps occupées? Doit-on lui attribuer ces déviations persistantes, qui surviennent parfois dans les jointures du côté de l'extension et surtout de la flexion? Nous croyons que là intervient un nouveau phénomène, et que ce qui se passe alors doit être rapporté à la *rétraction*. La contracture a inauguré le travail pathologique, et c'est par sa longue durée qu'elle a préparé une lésion essentiellement musculaire, qui est venue la compliquer. Tandis que dans la *contracture* le raccourcissement des fibres n'est, pour ainsi dire, qu'une exagération de la contractilité physiologique et que la cause ne réside point dans le muscle lui-même, dans la *rétraction* il traduit, au contraire, une modification profonde de structure inhérente à la fibre musculaire. On comprend maintenant toute la différence qui les sépare et qui autorise le choix que nous avons fait du mot *contracture*.

Nous avons encore, avant d'entamer notre sujet, une question délicate à soulever : il nous faut, dès à présent, déterminer les caractères qui nous permettront de reconnaître une affection de *nature rhumatismale*. Sur ce point, il n'y a pas de meilleur critérium que le développement simultané d'accidents du côté des articulations, ou l'existence antérieure d'une ou plusieurs attaques de rhumatisme articulaire. C'est d'après cette considération que nous nous sommes autant que possible guidé dans notre recueil d'observations. Toutefois, comme le dit fort justement M. Ball, il est des cas « où la pierre de touche fait défaut et où l'on croit cependant pouvoir se prononcer en faveur du rhumatisme » (1). C'est ainsi que, sans accorder à l'action du froid une influence né-

(1) Ball. Du rhumatisme viscéral, thèse pour l'agrégation ; 1866, p. 133.

cessaire, obligée, lorsqu'une réfrigération bien évidente a, plusieurs fois consécutives et dans les mêmes conditions, reproduit une même série de phénomènes morbides, dont la marche, la succession, la fugacité rappellent la manière d'être du rhumatisme, nous n'avons pas hésité à admettre là un état rhumatismal.

## HISTORIQUE.

Il est dans l'histoire de la contracture essentielle deux périodes bien tranchées et que nous devrons successivement parcourir. Dans l'une, on ne rencontre guère que de courtes allusions à notre sujet, amenées incidemment par la description de phénomènes, qui s'y rattachent de plus ou moins loin; encore n'est-ce, le plus souvent, que grâce à une interprétation forcée qu'on peut leur accorder quelque importance. Nous serons aussi sobre que possible de ces citations, qui, pour être acceptables, auraient besoin d'être longuement discutées. Nous apprécierons d'une tout autre façon une relation d'épidémie de contractures qui date du siècle dernier et à laquelle on ne peut refuser la priorité. Sur la limite de cette première période, en 1830, nous trouvons, en Allemagne, un article inséré dans les annales de Hecker, qui, par sa précision, laisse de beaucoup derrière lui tout ce qui a été écrit jusque-là, et qui, par sa valeur tout autant que par son ordre chronologique, doit être placé à côté du memoire de Dance. Quant à la seconde période, que ce mémoire inaugure, elle renferme un certain nombre de travaux que nous passerons tour à tour en revue, aussi complétement que le comporte un historique.

*Première période.* — Hippocrate semble avoir voulu désigner dans le passage suivant un fait de contracture des extrémités. «Philisti Eraclytis uxori incepit febris « acuta, rubor faciei, sine ulla causa manifesta, paulo post « eadem die friguit, non recabescebat; convulsio facta est « in digitis manuum et pedum. » (Hipp. *Epid.*)

A une époque moins éloignée de nous, Ettmuller (1) racontant en 1708, sous le nom de *morbus hungaricus. spasmus extremorum*, une sorte de typhus, ajoute, à propos du malade :

« Die 9 junii, cùm optime haberet, a meridie dolor insi- « gnis articulos manûs, cubiti, humeri et digitorum prehen- « dit, ita ut rigidi quasi fierint, quin et spasmo quodam « convelleretur maxilla inferior, et præsertim similis dolor « spasmodicus colli partem posteriorem, et hinc laryngem « occuparet. »

Ces accidents, qui survinrent comme complication dans une fièvre épidémique, appartiennent à la fois et au tétanos et à la contracture essentielle, ils offrent la plus grande analogie avec plusieurs exemples de contractures, que nous aurons l'occasion de rapporter plus tard, et dans lesquels la roideur, après avoir commencé par les membres, envahit capricieusement certaines autres parties du système musculaire.

Wolf est le premier qui, en 1717, dans un travail spécial, auquel il donne le titre : *De Morbo spasmodico epidemico in Saxonia grassante*, ait décrit la contracture, qu'il a observée à l'état épidémique. « Les membres, dit-il, se contracturaient, par suite d'un spasme très-douloureux; les doigts, chez quelques individus, se fléchissaient, au

(1) Opera medica ; 1708.

point qu'on ne pouvait les redresser qu'avec difficulté et au prix des plus fortes douleurs ; il en était de même des extrémités inférieures. La maladie n'affectait que les adultes, et s'accompagnait de fourmillements et de tuméfaction des membres contractés. »

Sauvages (1), dans un chapitre consacré à la contracture, en mentionne une variété, *contractura paralytica.*

« In paralysi inveterata, quam præcessit et fovit rheu-« matismus, quæque frequens est, manuum digiti, carpus « cubitusque contractura laborant, seu rigescunt ita flexo-« rum musculorum carnes et tendines, ut diduci non pos-« sint sine metu fracturæ, unde discrepat hæc hemiplegiæ « species ab aliis. »

Cette phrase doit-elle s'appliquer à la contracture rhumatismale, consécutive à la paralysie, ou plutôt ne s'entendrait-elle pas mieux de ces rétractions tendineuses que l'on observe dans le rhumatisme chronique ? Ce qui n'est pas douteux, c'est que le *tétanos rhumatismal* était parfaitement connu de Sauvages, ainsi qu'on peut s'en convaincre par les quelques lignes suivantes, où il est question du *tetanus tonicus.*

« Vidi horticulanum adolescentem hac specie correp-« tum, postquam calente corpore, in puteum rotatorium « descendisset, et frigus humidum ibi passus esset. »

En 1813, Savary insérait à l'article *Contracture,* dans le Dictionnaire en 60 volumes, ce qui suit : « J'ai observé plusieurs fois la flexion activement produite par la contraction plus ou moins permanente et involontaire des muscles fléchisseurs, mais particulièrement chez une femme d'environ 30 ans, qui en avait été prise subite-

(1) Nosologia medica; 1768, t. I.

ment d'un seul côté ; les doigts de la main et ceux du pied se repliaient malgré elle, ce qui la gênait beaucoup pour marcher et ne lui permettait pas de se servir de sa main. Elle a été plusieurs jours dans cet état. Cette maladie est encore peu connue. »

En Angleterre, la contracture des extrémités paraît avoir été indiquée par H. Marsh (1), en 1830, comme pouvant compliquer le spasme de la glotte. « Quand, chez les jeunes enfants. dit-il, le spasme d'abord localisé aux muscles de la glotte augmente d'intensité, d'autres muscles, particulièrement ceux des doigts et des orteils, sont successivement atteints. Le plus souvent cet état coïncide avec une dentition douloureuse, un dérangement des fonctions intestinales. »

A la même époque, le Dr Steinheim dépeint dans les termes suivants ce qu'il appelle le *rhumatisme de la portion supérieure de la moelle épinière* (Rheumatismus des Rückenmarcks inder Nackengegend) :

« Il se montre de la rigidité dans les mains et principalement dans les doigts, qui deviennent le siége d'engourdissements, de fourmillements, et sont pris de crampes tétaniques. Les doigts sont roides, immobiles et enveloppent le pouce, qui lui-même est immobile. Cette crampe est très-douloureuse, et persiste longtemps sans interruption. Les fléchisseurs et les extenseurs de la main sont extrêmement durs, et leurs tendons font saillie. En même temps la respiration des malades est fréquente, embarrassée, et leur face rouge ; d'ailleurs leurs fonctions naturelles ne sont pas troublées. — Cette affec-

(1) Spasm of the Glottis, in Dublin hospital Reports, 1830.
(2) Annales de Hecker ; 1830, t. XVI, p. 23.

tion ne s'est montrée jusqu'ici que chez des femmes de différents âges, appartenant aux conditions les plus variées. »

*Seconde période.* — Dance observait de son côté les mêmes phénomènes, mais qu'il caractérisait autrement. Les diverses observations qu'il publia en 1831, dans les *Archives de médecine*, offrent cela de particulier, outre l'intermittence, c'est que la roideur ne reste pas localisée aux extrémités, et qu'elle s'étend soit aux mâchoires (trismus, 2e obs.), soit au tronc et à la langue (opisthotonos, 3e obs.), soit enfin aux muscles de l'abdomen (4e obs.). Dance signalait tout particulièrement à l'attention cette maladie dont il disait : « Sa marche par accès ou paroxysmes plus ou moins réguliers, sa terminaison spontanée et toujours favorable, malgré sa ressemblance avec le tétanos, nous ont semblé en faire une espèce à part, digne d'être connue. »

Dans la *Gazette médicale* de 1832, Tonnelé rapporte plusieurs cas de contracture qu'il a recueillis chez de jeunes enfants dans le service de M. Jadelot, et qu'il attribue à la diarrhée, à la présence de vers, et à la dentition. Il y joint les résultats de cinq autopsies, dans lesquelles il n'a découvert aucune lésion. A l'âge de la puberté, l'établissement de la menstruation serait pour lui une cause fréquente de cette maladie convulsive qui est d'ailleurs toujours bénigne, et dont tout le danger est dans l'affection première qui l'a occasionnée : elle est efficacement combattue par les bains tièdes et les différents antispasmodiques.

La même année et dans le même journal se trouvent reproduites les idées de Guersant, dans un article où

Constant regarde les contractures essentielles comme indépendantes de toute lésion organique. « Le siége et la nature, dit-il, en sont tout à fait obscurs ; il y a là une modification de l'innervation, et par conséquent une altération des nerfs, qui en sont les agents; mais cette altération n'est point appréciable avec nos moyens d'investigation. » Il accorde dans l'étiologie une large part à l'impression du froid et conseille comme traitement les diaphorétiques, les bains de vapeurs, etc.

Murdoch, dans le *Journal hebdomadaire,* en 1832, trace un tableau des symptômes bien plus exact qu'on ne l'avait fait jusqu'alors; il note jusqu'aux prodromes et insiste sur la douleur provoquée par les crampes des fléchisseurs; toutefois il ne sait s'il doit les rapporter « à une légère lésion du centre de l'innervation, ou à une espèce de roideur tétanique, ou à un spasme local du tissu musculaire. » C'est pourtant vers cette dernière opinion qu'il semble pencher, quand il dit plus loin que l'exercice répété des doigts, la fatigue musculaire entrent pour beaucoup dans leur production.

Dans un excellent mémoire (1), De la Berge résume les travaux de ses devanciers, auxquels il joint ses observations particulières. L'une d'elles a trait à une affection cérébrale de nature tuberculeuse et ne doit pas figurer au nombre des contractures essentielles : des trois autres, deux paraissent surtout concluantes; elles sont relatives à des adultes, chez qui l'affection spasmodique est survenue d'emblée, et par conséquent n'a point été masquée ni modifiée par quelques troubles intestinaux ou nerveux, indépendants d'elle-même. De la Berge indique

(1) *Journal hebdomadaire,* 1835.

avec soin les positions qu'affectent habituellement les doigts dans leurs rapports entre eux, et les phalanges, l'une vis-à-vis de l'autre. Passant ensuite aux extrémités pelviennes, il en analyse de même les convulsions toniques, qu'il déclare toujours consécutives à la roideur des membres supérieurs; puis, après avoir donné, comme siége essentiel de la douleur le trajet des principaux nerfs du bras, il parle de l'extension de la contracture à d'autres muscles qu'à ceux des extrémités, établit de là une certaine analogie avec le tétanos, sans admettre une similitude complète, et termine cet exposé en localisant, à l'exemple de Murdoch, dans le tissu musculaire, la lésion, qu'il regarde comme inflammatoire.

La *Gazette des hôpitaux* de 1837 (n[os] 56 et 57) renferme plusieurs cas de contracture essentielle de l'enfance; dans l'un d'eux, des symptômes tétaniques ont succédé, chez un garçon de 13 ans, à la rigidité des extrémités.

M. Barrier (1), dans un chapitre réservé à la *contracture*, sépare d'abord les contractures essentielles sympathiques de celles qui sont franchement isolées et complétement libres de toute cause pathologique. Il cite un exemple où le début a été brusque et marqué par un vertige. Cette soudaineté serait d'ailleurs l'exception. Pour lui, la maladie peut passer à l'état chronique, ce qui arrive surtout quand elle est consécutive aux convulsions cloniques, « et c'est alors qu'elle devient l'origine de ces déviations, qui constituent les pieds bots, le torticolis, le strabisme et d'autres difformités. » Quant à sa nature, il n'hésite pas à la ranger dans l'ordre des névroses.

MM. Rilliet et Barthez (2) ont intercalé dans leur article

(1) *Traité pratique des maladies de l'enfance*, t. II, p. 254.
(2) *Traité des maladies des enfants*, t. II, p. 484.

sur les *convulsions externes toniques*, deux observations fort curieuses; dans l'une, la contracture intermittente du tronc, avec trismus, était unie à celle des extrémités; dans l'autre, il s'agit d'une jeune fille de 12 ans chez qui la roideur permanente du tronc et le renversement de la tête en arrière s'accompagnaient de contractions intermittentes, tout à fait analogues à celles du tétanos. — Ils signalent l'existence simultanée des convulsions comme assez fréquente (7 fois sur 23); c'est tantôt un peu de tremblement dans les mains, ou bien de l'oscillation convulsive des paupières, du strabisme, ou enfin quelques mouvements ascensionnels des globes oculaires. — Par ses intermittences, ses récidives, cette affection offre, suivant ces auteurs, une certaine analogie avec la chorée. De même que la chorée enfin, c'est une névrose de nature rhumatismale.

Dans le *Journal de médecine* de 1843, Tessier et Hermel, les premiers, insistent sur la connexion intime qui relie la paralysie à la contracture; les faits qu'ils publient sont surtout intéressants à ce point de vue.

La thèse de M. Imbert-Gourbeyre (1) contient de nombreuses indications bibliographiques. Dans la description qu'il donne de la contracture des extrémités, il mentionne la tuméfaction, la rougeur diffuse des parties atteintes, les palpitations fibrillaires, et un état fébrile constant. D'après l'analyse de sept observations qui lui sont personnelles, l'influence de certaines professions (tailleur, cordonnier, menuisier) paraît incontestable. — L'âge des malades a varié entre 17 et 21 ans. — La roideur peut gagner consécutivement les muscles de la mâchoire

(1) Thèse, Paris, 1844.

(2e obs.), du cou, de la face (6e obs.), ou encore ceux de la région sus-hyoïdienne, du pharynx, de la vessie même (3e obs.), enfin le spasme peut être généralisé (7e obs.).— Une autopsie, dans un cas où la mort était due à une rougeole maligne, autorise M. Imbert à rapprocher les lésions qu'il a constatées de celles du tétanos.

Nous passerons ici sous silence les observations de MM. Perrin et Chapel de Saint-Malo, qui seront rapportées *in extenso* (obs. 7, 21); quant à celle de M. Hérard (obs. 2), elle inspire les réflexions suivantes, que l'on trouve dans la *Gaz. des hôp.*, p. 61, 1845 : « Pinel regarde une observation à peu près semblable comme un exemple de rhumatisme musculaire; un rapprochement plus légitime semble possible entre ce fait et plusieurs cas de tétanos non traumatique. »

M. Marrotte rend compte, dans le *Journal de médecine* (1845), de trois contractures essentielles : après avoir récapitulé toutes les circonstances, dont les plus intéressantes sont une roideur localisée au grand pectoral, et un tic convulsif du sterno-mastoïdien, il conclut en considérant cette maladie comme une affection rhumatoïde des enveloppes de la moelle, que l'action du froid semble développer.

M. Delpech (1), dans sa dissertation inaugurale, ne limite pas l'étude des *spasmes idiopathiques* exclusivement à ceux dont il a été témoin chez les femmes nouvellement accouchées, ou qui allaitaient leurs enfants; il a rassemblé tout ce que l'on avait publié avant lui, et pour ne point scinder deux états morbides, auxquels il donne une origine commune, il a également traité, mais avec beaucoup moins de détails, de la *paralysie nerveuse essen-*

(1) Thèse, Paris, 1846.

*tielle*. Aussi, cette monographie est-elle la plus complète que nous possédions, et, à part quelques points tout scientifiques, ou encore quelques nuances dans les symptômes variables suivant les âges, n'a-t-on fait depuis que répéter ce qu'avait déjà écrit M. Delpech. — Il regarde les fourmillements, l'engourdissement prodromique des membres, comme le degré le plus léger de la contracture qui peut se terminer là, et, lui reconnaissant trois formes différentes lorsqu'elle est arrivée à la période d'état, il examine tour à tour les formes *convulsive* et *paralytique*, dont il fait une autre variété collective quand l'intermittence ou plutôt la rémittence est bien accusée. Les gonflements articulaires, les congestions sur divers points du corps, la rigidité des muscles de la mâchoire, de la langue, ce sont là autant de phénomènes qui sont signalés comme pouvant accompagner le spasme des extrémités. Au petit nombre d'examens nécroscopiques, l'auteur a suppléé en faisant appel à la physiologie pathologique; il a été ainsi conduit à localiser le point malade dans les cordons nerveux, et la partie primitivement frappée dans le névrilème. La menstruation, la parturition, les antécédents rhumatismaux, figurent au nombre des causes prédisposantes les plus actives. Enfin, un rapprochement très-heureux entre les contractures essentielles et la névralgie, puis, par l'intermédiaire de la névralgie, entre le rhumatisme et ces mêmes contractures d'un côté, entre le rhumatisme et la fièvre intermittente d'autre part, tel est l'artifice ingénieux qui permet, à la fin de ce travail, en montrant la consanguinité de toutes ces affections, d'assigner aux spasmes musculaires la place qu'ils doivent occuper dans les cadres nosologiques.

Nous nous contenterons d'extraire de la thèse de M. Corvisart (1) les particularités suivantes :

« Les parties homologues sont presque toujours envahies en même temps et au même degré, et les muscles convulsés demeurent sensibles à l'action de l'électricité. — La généralisation de la contracture est la règle, mais ce sont les groupes musculaires de la région antéro-latérale du cou qui se prennent, et non ceux de la région postérieure, ce qui constitue une différence avec le tétanos. » Quant aux signes qui ne sont que secondaires, la rougeur, l'œdème, la tuméfaction, sont les effets de la contraction permanente, qui produit l'embarras de la circulation veineuse. — Pour ce qui regarde la nature de la maladie, c'est à la moelle qu'il faut rapporter la lésion, puisque le sentiment et le mouvement sont troublés à l'exclusion de l'intelligence; toutefois, à l'apyrexie, à l'irrégularité de la marche, aux récidives, on reconnaît une névrose qui présente bien des points de contact avec le rhumatisme.

En 1855, Aran (2) communique à la Société médicale des hôpitaux la relation de douze cas de contractures, qu'il a observés à la suite ou pendant le cours de fièvres typhoïdes.

La *Gazette des hôpitaux* de 1856 contient une leçon de Trousseau sur la contracture *rhumatismale intermittente*, qu'il déclare n'être pas l'apanage exclusif des nourrices, ainsi qu'il l'a cru pendant longtemps. Il l'envisage sous trois formes différentes, qu'il gradue d'après l'extension et la gravité des spasmes.

(1) De la contracture des extrémités, ou tétanie. Thèse, Paris, 1852.

(2) *Bulletins de la Société médicale des hôpitaux*, 1855, p. 568.

Dans l'intervalle des dix dernières années environ, quatre thèses ont été consacrées à l'étude de la contracture des extrémités. En 1856, M. Fleurot (1) distingue les grands et les petits accès, conteste le point d'élection de la douleur au niveau des troncs nerveux, la place dans l'épaisseur des masses musculaires, et nie toute parenté entre les contractures et le rhumatisme, en se basant sur l'absence de fièvre et d'épanchement intra-articulaire. M. Rabaud (2) (1857) englobe dans son sujet les contractures symptomatiques et essentielles; il voit dans ces troubles musculaires une expression morbide liée à différents états de la moelle, mais toujours sous la dépendance d'une irritation des centres nerveux. Aussi, pour lui, ne peuvent-ils survenir que par deux mécanismes différents : « 1° par action réflexe (vers intestinaux, etc.); 2° par action centrique ou directe (la moelle peut être irritée directement par une congestion sanguine, séreuse de sa substance ou de ses membranes, ou encore par un sang toxique, comme dans la fièvre typhoïde, le choléra, par un poison, comme le plomb, la strychnine). » Enfin, des considérations physiologiques qui permettent d'interpréter jusqu'à un certain point la forme des doigts et de la main dans cette maladie, donnent à ce travail un vrai cachet d'originalité. En 1860, M. Fosse (3) s'attache surtout à l'analyse des principales opinions émises sur la nature et le siége de la contracture. M. Antonin Comte (4) (1865) croit, avec M. Schützenberger, que le point de dé-

(1) De la contracture essentielle des extrémités. Thèse, Paris, 1856.

(2) Recherches sur l'historique et les causes prochaines des contractures des extrémités. Thèse, Paris, 1857.

(3) De la contracture essentielle. Thèse, Paris, 1860.

(4) Essai sur la tétanille. Thèse, Strasbourg, 1865.

part de la lésion est « dans les cellules de la substance grise, auxquelles aboutissent les fibres des nerfs sensitifs, et d'où émanent les fibres motrices des nerfs surmenés, » et que cette lésion peut aller jusqu'à la congestion de la moelle.

La contracture essentielle a été, on le voit, l'objet de recherches suffisamment nombreuses pour avoir droit à tout l'intérêt des pathologistes. Aussi les auteurs classiques, MM. Monneret et De la Berge, dans le *Compendium de médecine*, M. Axenfeld, dans son livre sur les Névroses, et MM. Hardy et Béhier, dans leur *Traité de pathologie interne*, lui ont-ils accordé tous les développements que comporte son étude.

## SYMPTOMATOLOGIE.

Il est excessivement rare que la contracture débute brusquement; pourtant il est des exemples où elle a succédé immédiatement à l'impression du froid. M. Lasègue rapporte (obs. 10) qu'un enfant de 12 ans fut pris aussitôt après s'être exposé à un refroidissement dans une salle de bal, où il était en sueur. Presque toujours quelques signes précurseurs devancent le moment de l'invasion; ils ont d'autant plus de valeur que leur retour précède ordinairement chaque récidive, le malade lui-même finit par savoir les apprécier, et il se trompe rarement sur leur signification. Ils manquent habituellement ou sont incomplets, peu accentués, dans les cas où la contracture vient se surajouter comme épiphénomène à une autre maladie, telle que la fièvre typhoïde, le choléra, etc. (obs. 9); on comprend qu'alors, même si quelques manifestations nouvelles pouvaient faire soupçonner l'imminence de cette complication, elles auraient bien des chances de passer inaperçues, en se confondant avec les symptômes propres à l'affection première; elles perdent donc par là même toute leur importance.

*Prodromes*. Ils sont variables, et ne constituent point par leur réunion un ensemble assez uniforme pour permettre au médecin de pressentir surtout une première atteinte. La céphalalgie est fréquente, elle n'a rien de particulier que sa persistance ordinaire au delà de la période prodromique. Il s'y joint souvent un malaise général, une sensation de courbature, de fatigue, parfois un état saburral des voies digestives, caractérisé par de l'inappétence, des nausées et même des vomissements (obs. 17 et 21) : la fièvre n'est pas constante, mais elle peut s'allumer jusqu'à un certain degré ; la peau est alors chaude, halitueuse, le pouls oscille entre 100 et 120 pulsations. Ces mouvements fébriles ne sont pas signalés par tous les auteurs, M. Fleurot en nie même l'existence. On les trouvera notés dans trois de nos observations : l'une d'elles est, à vrai dire, complexe; c'est un accès franchement caractérisé de fièvre intermittente qui marque le début des troubles spsasmodiques, le frisson est de courte durée; il est remplacé par une chaleur modérée et une légère moiteur qui se prolonge toute une journée (obs. 7). Le frisson peut se montrer, du reste, indépendamment de tout accès fébrile intermittent; est-il le prélude des contractures à marche envahissante? L'observation 4 tendrait à le faire supposer.—Chez les enfants, M. Barrier a constaté également un peu de fièvre, et des désordres nerveux qui ne sont que passagers, tels que vertige, somnolence.

Des fourmillements, des démangeaisons, des picotements se font en même temps sentir dans la longueur des membres, ou bien c'est un engourdissement vague, une sorte de pesanteur, qui oblige les malades à suspendre leurs travaux. Quelques-uns se plaignent d'une chaleur incommode qu'ils éprouvent à la paume des mains; les mouvements des poignets, des doigts, des orteils deviennent pénibles, en raison de la roideur dont ils commencent à être le siége; plus souvent des crampes douloureuses occupent les muscles des avant-bras, des mollets. On ne saurait conclure, d'après ces phénomènes, à la localisation de la contracture sur les mêmes points; on les a vus limités à la jambe et à la cuisse, alors que, par la suite, les membres inférieurs restèrent intacts (obs. 14). Tels sont les accidents que M. Delpech regarde comme le degré le plus bénin de l'affection, qui pourrait ainsi ne pas s'étendre plus loin. Quoi qu'il en soit, leur durée peut varier entre une heure et deux ou trois jours, et une autre phase leur succède.

*Symptômes.* — La contracture s'établit définitivement: ce sont ordinairement les mains qui sont tout d'abord atteintes, soit les deux simultanément, soit plus rarement l'une après l'autre (obs. 18); un seul côté peut se prendre, l'autre ne participant en rien aux convulsions pendant tout le cours de la maladie (obs. 17); enfin, l'intensité des phénomènes n'est pas toujours également prononcée à droite et à gauche.

On voit les doigts, qui jusque là n'avaient offert que de la roideur, se rapprocher de la paume de la main par un mouvement de flexion qu'exécutent les articulations métacarpo-phalangiennes; il est très-rare qu'ils demeurent dans une extension convulsive, comme dans l'observation 20. Les doigts, ainsi fléchis en masse, s'arrondissent pour ainsi dire autour du pouce, lequel est fortement ramené en dedans, et dont l'adduction peut être portée assez loin pour que, les éminences thénar et hypothénar se rapprochant, la face palmaire soit comme creusée d'une gouttière. Tout en contournant le pouce, les quatre autres doigts ne sont pas fléchis dans leurs articulations phalangiennes, mais ils restent étendus, ainsi que l'a fort bien indiqué De la Berge, et ce n'est qu'exceptionnellement que l'on constate des rétractions telles, que les ongles pénètrent dans la peau (obs. 7). Envisagés dans les rapports qu'ils affectent entre eux, les doigts sont serrés l'un contre l'autre, la main prend ainsi la forme d'un cône, et se dispose, selon l'heureuse comparaison de Trousseau (1), comme la main de l'accoucheur, lorsqu'il veut l'introduire dans le vagin; parfois, au contraire, ils sont écartés l'un de l'autre (obs. 20), ce serait même la règle d'après certains auteurs (Hardy et Béhier). A côté de tous ces faits, qui sont les plus habituels, nous en trouvons d'autres qui s'en éloignent plus ou moins; c'est ainsi que M. Fleurot parle d'un cas de contracture limitée aux muscles de l'éminence thénar, et que l'on signale des exemples où les doigts étaient inégalement déviés, où le pouce, par son rapprochement, ne permettait pas à l'index de suivre la direction des autres doigts (obs. 19).

Généralement, la contracture ne se borne pas aux mains; le poignet se fléchit convulsivement, quelquefois l'avant-bras s'incline sur le bras, celui-ci enfin peut être fortement appliqué contre la poitrine (obs. 18). Tous les

(1) *Clinique médicale*, t. II.

efforts qui tendent à les redresser n'aboutissent à aucun résultat; le membre revient immédiatement à sa position vicieuse, si l'on réussit à l'en détourner momentanément. Pour M. Fleurot, on peut dépasser le degré de flexion déjà existant, mais l'extension serait douloureuse, tandis que M. Corvisart pense qu'on éprouverait autant de résistance en essayant soit la flexion, soit l'extension. Il est incontestable que ces tentatives sont extrêmement douloureuses pour les malades, auxquels elles arrachent souvent des cris; Aran, qui eut plusieurs fois l'occasion de les expérimenter, a cependant prétendu qu'elles sont toujours suivies d'un soulagement marqué. — Au lieu de ces flexions que nous avons notées pour les articulations radio-carpienne et huméro-cubitale, on peut avoir affaire à des extensions permanentes; l'observation 9 nous montre que l'avant-bras peut être étendu, tandis que les poignets sont fléchis, et dans l'observation 2, il y a coïncidence d'extension des poignets et de flexion des doigts.

Les muscles qui concourent à la production de ces spasmes sont naturellement durs et rigides; ils constituent sous la peau autant de cordons saillants, dont la résistance varie suivant le degré de contracture, car il en est qui, sans avoir la flaccidité normale, n'augmentent guère dans leur volume et leur tension au delà des limites de la contraction physiologique. — A l'avant-bras, ce sont les fléchisseurs (radial antérieur, cubital interne, obs. 21), au bras, le biceps principalement, et les faisceaux musculaires circonscrivant le creux de l'aisselle (grand dorsal, grand rond), qui se dessinent ainsi d'une manière bien accentuée; si c'est au contraire l'extension qui prédomine, on recherchera du côté du cubital postérieur, triceps brachial, etc. Outre ces muscles, il en est d'autres que leurs dimensions moindres, leur siége plus profond, ne permettent pas d'explorer dans ce sens, mais qui n'entrent pas moins en action, tels sont, au poignet et à la main surtout, le carré pronateur, les interosseux, l'adducteur du pouce, etc. Enfin, il ne faudrait pas croire que les contractures fussent toujours exactement restreintes aux points signalés plus haut, lesquels sont autant de lieux d'élection; l'observation 16 mentionne un spasme du sterno-mastoïdien gauche, qui maintenait le visage incliné du côté opposé, dans un cas où les doigts seuls étaient atteints. On trouve dans la *Gazette hebdomadaire* (1) la description d'une forme particulière de contracture des extrémités supérieures, dans laquelle le biceps, le coraco-brachial et le long supinateur étaient seuls envahis, et formaient une saillie considérable; la flexion exagérée du bras était possible, mais l'extension était impraticable. Les mouvements des doigts et des mains étaient parfaitement conservés. Cette forme paraît pouvoir être, jusqu'à un certain point, rapprochée de notre observation 17; c'était bien en effet sur les mêmes muscles que portait principalement la convulsion, à l'exception que les doigts ne restèrent pas indemnes. M. Marrotte (2) ayant été témoin de deux exemples de roideur et de tension exclusivement concentrée, pour l'un, dans les grands pectoraux, pour l'autre, dans le sterno-mastoïdien, se demande si la maladie, au lieu de se manifester par la rigidité des extrémités, ne peut pas atteindre d'autres muscles, sans même qu'on observe la

(1) *Gazette hebdomadaire*, 1861, p. 299.
(2) *Journal de médecine*, 1845, p. 326.

contracture des doigts. Nous verrons par la suite que d'autres faits semblent venir à l'appui de cette assertion.

En présence de ces désordres musculaires, il est à peine besoin de dire que l'usage des membres supérieurs est, sinon impossible, du moins très-limité, d'autant plus qu'aux positions vicieuses que prennent, l'une par rapport à l'autre, les diverses parties du bras, se joint un déplacement en masse de tout le membre. M. Fleurot avance que la main est souvent en pronation permanente; elle serait tantôt en pronation, tantôt en demi-pronation, suivant M. Corvisart.

S'il arrive quelquefois que les membres thoraciques soient seuls contracturés (obs. 14, 20, 9), ce n'est pas ainsi que les choses se passent le plus souvent; les extrémités inférieures sont frappées à leur tour, ce qui arriverait 18 fois sur 25 (Corvisart); cet envahissement marquerait un degré plus élevé de l'affection, et serait toujours consécutif, d'après le même auteur. Nous ne partageons pas cette opinion, car il est des exemples bien avérés où la contracture s'est portée d'emblée sur les membres abdominaux, tout en respectant les membres supérieurs (Hardy et Béhier, Rilliet et Barthez); de plus, la tétanie peut, dans sa marche, occuper d'abord les membres d'un même côté, et n'attaquer qu'ensuite le côté opposé (obs. 18). — A tout ce qui précède, nous ajouterons encore que, si les extrémités inférieures sont tantôt contracturées, conjointement avec les supérieures, tantôt complétement libres, il est des cas mixtes où elles ne sont atteintes que d'engourdissement et de crampes (obs. 8), qu'enfin les quatre membres peuvent être simultanément envahis, sans qu'on puisse dire lequel a offert le premier les phénomènes spasmodiques.

Quoi qu'il en soit, la contracture commence généralement par se manifester aux pieds ; les orteils sont fléchis, se rapprochent de la face plantaire, qui, pour Trousseau, se creuserait d'une façon analogue à la main ; ils se serrent en même temps les uns contre les autres, le pouce se portant légèrement en dessous. Le pied dans sa totalité est entraîné en arrière, il demeure en extension forcée, la pointe étant fortement abaissée, légèremeut tournée en dedans, et le talon relevé comme dans le pied bot équin. Il n'est point rare qu'aux déviations précédentes s'associe une extension permanente de la cuisse; c'est ailleurs l'adduction qui prédomine, et si alors les deux cuisses se dirigent dans le même sens, il peut arriver que les genoux se rapprochent, au point de faire redouter la gangrène (obs. 18). Nous avons vu qu'aux extrémités supérieures, l'extension remplaçait exceptionnellement la flexion; les mêmes variétés se produisent ici, mais avec des résultats tout différents. M. Barrier raconte qu'un de ses jeunes malades ne pouvait appuyer que le talon sur le sol, et faisait de vains efforts pour étendre le pied sur la jambe. Enfin les orteils et les pieds n'offraient rien d'anormal dans l'observation 4; la contracture, qui avait débuté dans les membres supérieurs, s'est limitée au triceps crural.

Les muscles qui président à tous ces mouvements convulsifs sont : à la cuisse le triceps et les adducteurs, à la jambe les extenseurs en avant, les fléchisseurs, les jumeaux et le soléaire en arrière, et aux pieds les interosseux plantaires, l'adducteur et le court fléchisseur du gros orteil; les jumeaux avec leur tendon, le triceps, les adducteurs fémoraux, grâce à leur volume, font autant de saillies fortement accentuées. Ainsi qu'il est facile de le constater, c'est, comme au membre supérieur, le même ordre de muscles qui est intéressé, car c'est bien l'action des fléchisseurs qui prédomine, mais elle tend à une direction tout inverse.

En même temps qu'ont lieu dans les quatre membres ces troubles de la motilité qui constituent le symptôme le plus apparent de l'affection, la sensibilité, la contractilité musculaire, la circulation locale viennent fournir des signes non moins précieux.

Les changements de position qu'on imprime aux parties contracturées, réveillent, avons-nous dit, une douleur extrêmement vive, et les malades ne se résignent point à ces épreuves ; il en est pourtant chez qui le tiraillement répété des doigts a été suivi de soulagement (obs. 23) : en luttant même par les efforts les plus modérés contre la déviation, outre qu'on ne la modifie que passagèrement, on augmente donc encore ces sensations douloureuses qui accompagnent toujours les spasmes. Les mouvements volontaires sont également pénibles, aussi la préhension des objets n'est-elle pas possible, et la marche ne peut-elle pas s'exécuter. Le malade lui-même ne s'exerce qu'avec des précautions excessives au jeu des articulations, en essayant d'exagérer tour à tour la flexion et l'extension ; il semble que, par le fait de la contracture, elles soient dans le degré d'inclinaison le moins incommode pour lui, tant il est vrai que les fléchisseurs et leurs antagonistes doivent être également frappés. Enfin, la douleur spontanée se traduit par des crampes, des élancements, comme à la période initiale de l'affection ; elle n'est pas continue, ou plutôt elle a des moments d'exacerbation, son siége d'élection est au niveau des jointures, ou bien encore elle se propage suivant le trajet des nerfs principaux; essentiellement mobile, elle peut passer d'un cordon nerveux à l'autre (Delpech); ailleurs elle est diffuse, généralisée dans les masses musculaires, c'est sous cette forme qu'elle se présenterait toujours pour MM. Fleurot et Corvisart, qui n'admettent point que la pression exercée sur les gros troncs nerveux puisse développer une douleur artificielle; pour nous, nous avons pu constater des effets tout contraires (obs. 17). La chaleur influe diversement, suivant les individus; il en est, et c'est le plus grand nombre, dont elle calme immédiatement les souffrances, tandis que chez d'autres, les accidents convulsifs eux-mêmes cèdent à l'immersion dans l'eau froide (Trousseau). Cet état d'endolorissement n'exclut point l'anesthésie; elle est plus ou moins complète, et n'est pas en rapport avec l'étendue de la contracture, elle peut être circonscrite à un membre ou à tout un côté (obs. 6); il y a alors paralysie de la sensibilité, mais beaucoup plus souvent celle-ci est portée à un point excessif (obs. 19), et le moindre attouchement est désagréable au patient.

C'est dans ces cas d'hyperesthésie que les *palpitations fibrillaires* sont bien manifestes, il suffit de toucher la peau pour les provoquer. Elles ont été signalées par Dance : M. Delpech n'a jamais eu l'occasion de les remarquer. Il n'est pas nécessaire du reste que le muscle soit contracturé pour être agité de ces secousses, dans lesquelles nous ne saurions voir autre chose que des convulsions cloniques, d'une durée extrêmement courte. Ces mêmes convulsions, mais mieux caractérisées, le clonisme le mieux marqué en un mot, peuvent coexister avec la contracture, qu'elles précèdent fréquemment chez les enfants. Nous les trouvons dans l'épidémie de Belgique (1), qui sévit sur des prisonniers dont les uns étaient pris de contractures permanentes, et les autres de contractions brusques et passagères; elles existaient de même dans une autre épidémie, dont le Dr Crisanto Zuradelli a donné la relation en 1861 (*Gaz. hebd.*, *loc. cit.*). M. Rabaud les regarde comme incompatibles avec ce qu'il appelle la forme rhumatismale aiguë, où par conséquent le tressaillement musculaire ferait toujours défaut. Nous arrivons à une conclusion diamétralement opposée, en nous basant sur bon nombre d'observations.

Nous n'avons point encore parlé jusqu'ici de l'influence de la compression sur le retour de la contracture. Trousseau, assistant à une saignée du bras, vit, aussitôt que la constriction fut opérée avec la bande, un accès se produire dans la main correspondante. Il attribua tout d'abord ce résultat à la congestion veineuse, mais, s'étant assuré plus tard que la compression artérielle agissait de la même manière, il dut renoncer à sa première explication; c'est alors qu'en comprimant les nerfs, soit le médian au bras, soit le sciatique à la cuisse, il fut amené à rapporter aux troncs nerveux la cause qu'il avait auparavant placée dans les vaisseaux. Ayant répété dans d'autres circonstances cette expérience qui n'avait jamais manqué son but, il se servait de ce moyen comme d'un élément précieux de diagnostic qu'il recommandait dans ses leçons cliniques. On jugera de l'importance qu'il lui attachait par l'observation suivante :

(1) *Gazette médicale de Paris*, 1846, p. 401.

## Observation Ire.

Contracture rhumatismale ayant offert des caractères insolites (*Gazette des hôpitaux*, 1856, p. 277.

Une femme, âgée de 30 ans, entre à l'Hôtel-Dieu, en proie à un accès de contracture rhumatismale. C'est le douzième accès de ce genre que cette femme éprouve depuis six ans, sans que jamais aucun d'eux ait été précédé d'un trouble appréciable dans sa santé ni dans aucune de ses habitudes. Rien ne semble ne l'avoir pu prédisposer à cette affection, ni accouchement récent, ni allaitement, ni diarrhée, contrairement à ce qu'on observe le plus habituellement en pareil cas. Les membres supérieurs sont dans un état de roideur telle, qu'il lui est impossible d'ouvrir le poignet qui tantôt est fermé, comme pour asséner un coup de poing, ou d'autres fois étendu, les doigts rapprochés et opposés les uns aux autres en manière de cône. Ce qui est le plus remarquable chez elle, c'est que, tandis que ces sortes de contractures sont habituellement intermittentes, la contracture est au contraire permanente et continue; c'est une vraie contraction tonique, qui persiste pendant toute la durée de l'accès, sans un seul moment de relâchement. Mais, chose non moins singulière, tandis que la contracture des membres supérieurs présentait ce caractère continu insolite, les membres inférieurs atteints de la même affection présentaient dans leur contracture cette intermittence, qui est l'un des caractères habituels de la contracture rhumatismale.

Cette dernière circonstance ne laissait pas de doutes sur la nature de l'affection. Mais, si l'on faisait un instant abstraction de l'état des membres inférieurs, et que l'on ne tint compte que des membres supérieurs seulement, il devenait assez difficile de distinguer cet état d'avec le tétanos, à raison de la persistance de la contracture. On pouvait même à la rigueur se demander si l'affection des membres supérieurs était bien de la même nature que celle des membres inférieurs, si c'était la même forme de contractures.

On connaît l'influence de la compression sur cette affection. La compression eut ici son résultat ordinaire. Dès lors il n'y avait plus de doute que la contracture des membres supérieurs et celle des membres inférieurs étaient de la même nature. La question d'identité était résolue.

M. Fleurot ne reconnaît point à la constriction des membres des effets aussi constants. Nous l'avons également essayée à plusieurs reprises sans succès, chez un malade qui offrait surtout le frémissement fibrillaire; nous faisions au contraire par là cesser ce phénomène, mais il reparaissait quelques instants après avec une nouvelle intensité.

La persistance de la contraction musculaire ne semble pas produire, ainsi qu'on pourrait le croire, une élévation de température; nous avons pu comparer, à l'aide du thermomètre, les deux côtés, dans un cas où le membre supérieur droit était seul convulsé et nous n'avons jamais constaté la moindre différence (obs. 17). Quant à l'action de l'électricité, M. Corvisart a trouvé les muscles extrêmement sensibles, tandis que MM. Hardy et Béhier ayant appliqué l'électro-puncture, au moment de l'accès, sur les extenseurs de l'avant-bras, n'ont provoqué aucune secousse. S'il était permis de conclure de ce fait unique à une paralysie momentanée des extenseurs, la contracture résulterait d'un défaut d'équilibre entre les muscles antagonistes, elle serait dès lors toute passive; une expérience bien simple nous semble en contradiction avec cette théorie: le stéthoscope placé sur les masses musculaires contracturées fait entendre un bruit rotatoire des plus manifestes.

Pour terminer l'énumération des signes tirés de l'examen des membres, il nous reste à insister sur des accidents qui se passent du côté des articulations ou des régions périarticulaires. Souvent il existe une rougeur diffuse sur le dos de la main, la partie inférieure de l'avant-bras (obs. 15), elle peut s'accompagner de gonflement, soit au niveau des métacarpiens (obs. 14), soit autour des grosses jointures, telles que les genoux, les coudes (obs. 18); c'est, d'autres fois, un empâtement comme œdémateux qui s'irradie à toute la longueur du bras (obs. 2); enfin, les cavités articulaires peuvent être le siége d'un épanchement; on a vu le genou et le coude se prendre simultanément, la bourse olécrânienne était manifestement distendue, et la rotule fortement soulevée (obs. 7); cette double hydarthrose s'était formée en quelques heures, elle disparut au bout de deux jours. M. Fleurot n'admet pas ces collections de sérosité : M. Rabaud les regarde comme exceptionnelles, elles constituent pour lui une variété spéciale de la maladie; quant à M. Corvisart, il explique la rougeur, la lividité, l'œdème par un embarras de la circulation veineuse, «par le spasme tonique qui gênerait la circulation à la manière des affections du cœur.» Nous nous croyons autorisé à donner une tout autre interprétation, quand, à côté de ces faits, que nous regardons comme autant de manifestations rhumatismales mal accusées, il est des exemples, où l'attaque de rhumatisme articulaire a été complète et incontestable (obs. 11, 17), où les troubles cardiaques eux-mêmes (palpitations, bruit de souffle) ne faisaient point défaut (obs. 3).

Les phénomènes généraux, que nous avons mentionnés au nombre des prodromes, ne cessent pas avec eux. Tant que la contracture persiste, il est fréquent de la voir s'accompagner de céphalalgie et d'un mouvement fébrile léger; ces symptômes sont extrêmement fugaces, et leur disparition coïncide habituellement avec une diminution des spasmes. La fièvre est quelquefois vive; le pouls ample, fort, c'est alors qu'il y a augmentation de fibrine du sang (obs. 6). Des sueurs plus ou moins abondantes se répètent souvent, soit au paroxysme de l'accès, soit à sa terminaison. On note encore des congestions sur différents points du corps, le sang se porte vers la face, vers les yeux, les oreilles bourdonnent, la vue devient confuse (obs. 6). Les voies digestives sont presque toujours embarrassées, cet état gastrique est tenace et ne cède point facilement malgré les purgatifs. Du côté de l'encéphale, l'intelligence reste saine, il n'y a jamais de délire; le rachis ne fournit de même aucun signe, sauf, dans quelques cas rares, un peu de douleur à la pression (obs. 8), ou des fourmillements spontanés.

La puerpéralité et l'enfance n'impriment pas un cachet spécial aux contractures. Quand celles-ci se montrent après l'accouchement, les lochies généralement se suppriment, pour reparaître plus tard, quand les accidents spasmodiques sont terminés. Chez les enfants, la contracture est bien plutôt une affection secondaire que primitive; elle laisse la maladie, qu'elle vient compliquer, suivre son cours, sans la modifier et sans être modifiée par elle.

Dans la description de la tétanie, telle que nous l'avons tracée, nous avons choisi comme types les cas les plus complets, les mieux caractérisés; il est dans tous les symptômes des nuances, que l'on devine aisément, sans qu'il soit besoin de les indiquer. Mais la contracture ne se limite pas toujours aux quatre membres, elle peut s'étendre indistinctement à tous les muscles du tronc, elle constitue alors cette forme, dite générale, que nous désignerons par l'épithète de *tétanique*, pour la mettre en opposition avec cette variété la plus commune, la seule que nous ayons étudiée jusqu'ici, la forme locale, légère, bénigne.

La *forme tétanique* ne se révèle point à l'avance par quelque chose de spécial. Les fonctions organiques ne sont ni plus ni moins troublées, que si la contracture dût être bornée aux extrémités ; la fièvre, la céphalalgie peuvent même manquer (obs. 2) : c'est le même début, le même mode d'invasion ; pourtant, il est une sensation qu'accusent quelques malades, et qui devra éveiller l'attention du médecin, car les spasmes ne tendent point encore franchement à la généralisation lorsqu'ils s'en plaignent ; il leur semble que la poitrine soit vigoureusement serrée, ou bien, c'est une oppression vague, une sorte de pesanteur au creux épigastrique qui les jette dans une grande anxiété (obs. 3, 2, 23).

Quant au nombre des muscles qui se prennent, et à l'ordre dans lequel ils sont tour à tour frappés, rien n'est plus variable. Il va sans dire que les membres sont déjà ou ont été contracturés, les supérieurs et les inférieurs, ou les uns, à l'exclusion des autres. Le plan musculaire de la paroi abdominale peut être envahi le premier ; le ventre ne se laisse plus déprimer, les muscles droits se dessinent comme deux cordes fortement tendues (obs. 2). Le thorax est le siége des mêmes contractions toniques, qui gênent considérablement l'étendue des mouvements respiratoires (obs. 11). Ailleurs ce sont les muscles du dos, des gouttières vertébrales, qui, par leur rigidité, produisent un véritable opisthotonos. Ceux de la nuque, des régions antérieure et latérales du cou, les massèters, les muscles de la langue, des lèvres, de la face, peuvent également participer aux convulsions, et alors il en résulte un renversement de la tête en arrière, ou une flexion exagérée en avant, un trismus qui ne permet pas l'écartement des mâchoires, une difficulté dans la prononciation et la préhension des aliments, enfin, si un côté de la face est seul contracturé, une déviation de la commissure labiale.

Nous signalerons encore comme possible un abaissement permanent, un tremblement continuel des paupières, ou même un strabisme passager, dont la cause doit être évidemment cherchée du côté des moteurs oculaires.

La contracture peut enfin se propager jusqu'aux fibres musculaires de la vie organique, et entraver l'accomplissement de certaines fonctions, en amenant à sa suite de la dysurie, un certain degré de dysphagie, ou une constipation opiniâtre. Quant aux muscles du larynx et au diaphragme, que nous avons omis volontairement, les accidents qu'ils déterminent parfois sont tels, qu'ils méritent, à notre avis, le nom de complications ; nous leur réservons en conséquence un chapitre spécial, qui trouvera sa place immédiatement après l'observation suivante, où l'envahissement progressif de la contracture est un type de la forme tétanique.

### Observation II.

Contracture ayant débuté par les membres. — Sa généralisation. — Guérison. — Influence du froid. — Récidives nombreuses. (Par M. Hérard, Gazette des Hôpitaux, 1845, p. 249.)

Le 26 janvier 1845, est entré à la Charité le nommé Tastavin (Joseph), âgé de 36 ans, d'une forte constitution, d'un tempérament sanguin. Cet homme raconte qu'il a été atteint plus de dix fois déjà de l'affection qui le force aujourd'hui à entrer à l'hôpital.

Deux fois entre autres, une roideur tétanique envahit tous ses muscles, et il fut forcé de rester immobile sur son lit, dans l'impossibilité de parler, et n'ayant pour répondre aux questions que le mouvement des paupières qui fut conservé. La profession ne semble avoir été pour rien dans la production des accès. Ce malade a été tour à tour soldat, terrassier, domestique, ouvrier travaillant le caoutchouc, apprenti orfèvre, et il s'est vu successivement contraint par la maladie d'interrompre ses diverses occupations. Ce qu'il a remarqué toutefois et ce que des auteurs avaient noté déjà, c'est que le froid et surtout le froid humide avait sur la réapparition de ses contractures une influence incontestable. C'est toujours en hiver, et souvent après avoir plongé les mains dans l'eau froide, qu'elles se sont déclarées. Cette fois encore, c'est pendant le froid du mois de janvier, qu'il a commencé à en ressentir les premières atteintes.

Quelques jours avant son entrée à l'hôpital il se plaignit de courbature légère avec inappétence, douleurs vagues dans les membres. L'avant-veille de son arrivée, les mains avaient éprouvé déjà un commencement de contracture portée assez loin, pour qu'il ne pût pas manger seul. Bientôt survinrent des crampes et des douleurs générales d'abord, mais qui finirent par se concentrer aux deux mains et aux poignets.

Le 26 janvier, il vint à l'hôpital à pied, et au moment de son entrée, les douleurs étaient peu vives. Vers quatre heures du soir, il fut pris d'un violent accès ; il se tordait sur son lit ; la face présentait l'expression d'une douleur horrible ; le malade poussait des cris ; il ne pouvait garder un seul instant la même attitude : tantôt couché, tantôt assis, le plus souvent il était placé en travers sur son lit, la tête et les pieds pendants. Les doigts sont fléchis avec force, comme si le poing était fermé convulsivement ; les mains sont violemment étendues sur l'avant-bras, lui-même contracturé à un moindre degré. Si l'on essaye d'imprimer à ces parties le plus léger mouvement, on exaspère les douleurs du malade.

Les épaules lui semblent surchargées d'un poids énorme ; elles sont le point de départ d'élancements qui s'irradient jusqu'à l'extrémité des doigts. Les mains et les avant-bras sont le siége d'un empâtement comme œdémateux, accompagné d'une rougeur diffuse. Les membres pelviens ne présentent rien d'anormal. Il n'existe aucune douleur le long du rachis ; les mouvements du cou, des mâchoires, du tronc sont complétement libres, l'intelligence est très-nette ; il n'y a pas de céphalalgie ; l'apyrexie est complète, et l'appétit conservé. — Cataplasmes laudanisés; 2 pilules d'extrait aqueux d'opium de 0,05 cent. chacune.

Le 27, le malade a souffert toute la nuit, la contracture a envahi le pied gauche, qui a l'aspect d'un pied bot équin compliqué de varus; les jumeaux sont contracturés. Ce n'est qu'avec beaucoup de peine, et en marchant sur l'extrémité des orteils que le malade peut faire quelques pas. Toutefois les douleurs du pied sont moins vives que celles des mains. Comme la veille, l'intelligence est parfaitement conservée; il n'y a ni fièvre ni céphalalgie; l'appétit est vif. — 1 déc. d'opium, en 2 pil.

Le 28, même état que la veille. — Même médication.

Le 29, la contracture s'est propagée aux membres inférieurs; elle a envahi les muscles des parois abdominales, les muscles droits se dessinent comme deux cordes fortement tendues. Le malade se plaint d'une forte constriction de la poitrine; il y a de la gêne dans la déglutition, de la difficulté à uriner et de la constipation; les paupières, légèrement abaissées, sont agitées d'un frémissement particulier. Le pouls donne 70 pulsations peu développées. — Saignées, ventouses à la région lombaire, lavement purgatif.

Le 30, le malade n'a retiré des émissions sanguines qu'un faible soulagement; les contractures persistent au même degré. La douleur, un peu moins aiguë, présente par moments de violentes exacerbations. Quand l'accès arrive, le malade ressent dans tout le corps un fourmillement incommode, suivi bientôt d'une sensation de chaleur cuisante portée si loin à la paume des mains, qu'il dit qu'il lui semble tenir des charbons ardents. La poitrine est resserrée, et la suffocation paraît imminente; puis, après dix minutes environ d'angoisses inexprimables, la crise cesse et le malade éprouve un peu de soulagement jusqu'au retour d'un nouvel accès; la contracture persiste. La constipation a résisté au lavement purgatif. — Saignée; le sang de la dernière était couenneux; ventouses à la région lombaire; purgatif drastique.

Le 31, les symptômes se sont amendés rapidement, les douleurs ont considérablement diminué, les mains commencent à pouvoir s'ouvrir, et l'on observe sur la face latérale des doigts de véritables eschares, résultat d'une pression forte et prolongée. Le malade dit avoir remarqué un fait semblable à la suite d'attaques précédentes, et de plus la chute de tous les ongles après la terminaison de la maladie. L'amélioration constatée aux membres supérieurs existe également aux membres abdominaux; le ventre est redevenu souple ; le malade a dormi paisiblement pendant plusieurs heures. Il demande avec instance des aliments. — Ventouses ; purgatif.

Le 3 février, les contractures ont cessé complétement, les mouvements des extrémités sont faciles ; il n'y a plus du tout de douleurs ; elles ont fait place à des picotements et à des fourmillements dans les mains et les avant-bras qui diminuent d'ailleurs chaque jour. Le malade mange deux portions avec un appétit vorace.

Tout semble terminé ; cependant le malade dit qu'il ne se croit pas guéri parfaitement.

Le 8, il a ressenti de la roideur dans les doigts, des élancements dans tout le corps, quelques palpitations fibrillaires aux paupières, et il a acquis l'expérience de l'infaillibilité de ces signes précurseurs.

Le 9, les contractures ont reparu aux mains et aux poignets ; des douleurs vives se sont de nouveau fait sentir à la partie antérieure et externe des avant-bras et aux articulations radio-carpiennes ; les doigts sont roides, immobiles, à demi fléchis et placés sur le même rang; 78 pulsations peu développées. — Saignée.

Dans la nuit du 10 au 11, les contractures et les douleurs sont devenues presque générales ; les mains sont fermées convulsivement; les poignets entraînés en arrière et tuméfiés, les coudes rigides, les orteils rétractés et les talons relevés ; il y a de la constriction à la poitrine, de la difficulté dans la parole, de la gêne dans la déglutition ; les muscles de l'abdomen sont tendus et très-sensibles à la pression ; constipation, dysurie ; les paupières sont presque complétement closes et agitées de petits frémissements convulsifs ; un peu de trismus, 120 pulsations, peau chaude, face injectée et exprimant une souffrance vive. — Saignée; le sang est couenneux. M. Rodier, qui a bien voulu l'analyser, a trouvé une proportion considérable de fibrine.

Le 12, le malade se trouve beaucoup mieux, les douleurs ont presque entièrement cessé, la main droite seule est encore contracturée; difficulté d'uriner; pouls à 75-80 ; œdème des avant-bras, et rougeur diffuse. — Potion avec 1 décigramme d'extrait gommeux d'opium ; lavement purgatif.

Le 13, à part une légère rigidité dans les doigts et la constipation qui persiste, tous les accidents ont disparu. Le malade demande quatre portions d'aliments. Il se trouve très-bien, sa face est bonne; il ne conserve plus qu'un peu de faiblesse dans les membres et quelques élancements. Il reste jusqu'au 27 février dans cet état, lorsque, pendant la visite de ce jour, il est pris subitement d'une oppression considérable avec des douleurs aiguës dans les mains; il éprouve une sensation de brûlure à la plante des pieds; il y a un commencement de contracture aux doigts et aux poignets; le pouls est à 90.

On lui administre sur-le-champ un julep avec 1 décigramme d'extrait gommeux d'opium, et peu de temps après les symptômes disparaissent. On lui continue l'usage des opiacés pendant quelques jours. Il quitte l'hôpital le 20 mars, paraissant guéri.

## COMPLICATIONS.

La coïncidence du spasme glottique et des convulsions des extrémités chez l'enfant, ou plutôt l'origine commune, l'enchaînement des deux maladies avait été entrevu dès 1830 par Marsh, que nous avons eu déjà l'occasion de citer dans l'historique. Mais c'est à M. Hérard (1) que revient l'honneur d'avoir le premier insisté sur la fréquence de l'une, comme complément de l'autre. « Durant la marche de l'affection, dit-il, on remarque un phénomène sur lequel j'appelle toute l'attention parce qu'il me semble destiné à jeter un grand jour sur la véritable nature du spasme de la glotte, je veux parler de la contracture des extrémités. » Plus loin, il s'exprime dans les mêmes termes, relativement au spasme du diaphragme. Il ajoute ailleurs que cette espèce de convulsion tonique partielle des membres peut se montrer avant l'invasion du spasme, mais que le plus souvent elle

(1) Du spasme de la glotte. Thèse, Paris, 1847.

apparaît et cesse avec l'accès; enfin il considère ces troubles comme spéciaux à l'enfance, car si l'on rencontre çà et là quelques cas chez des adultes, ils sont incomplets et trouvent une explication dans de graves lésions pathologiques. M. Corvisart avance à tort une opinion semblable : « Nous avons fort heureusement à déclarer que le lien si étroit qui unit la contracture des extrémités et le spasme de la glotte chez l'enfant, semble brisé chez l'homme adulte; le diaphragme s'y prend peut-être, mais il se prend moins, et jamais les muscles du larynx ne viennent fermer les portes de la vie. » Dans la discussion qui eut lieu à la Société médicale des hôpitaux, en 1855, Trousseau professait des idées tout opposées; « le tiers au moins des malades atteints de contractures qu'il avait observés, avait une difficulté dans la parole qui dénotait une contracture des muscles du larynx. » Enfin, la même année, M. Duchenne (de Boulogne) (1) disait, à propos de la contracture du diaphragme, qu'elle n'existe presque jamais à l'état d'isolement, et qu'elle constitue l'une des complications les plus graves de la contracture des extrémités.

Après ces courts préliminaires historiques, nous commencerons par l'étude du spasme de la glotte, dont la fréquence est maintenant suffisamment établie, et qui, nous l'avons vu, est loin d'être exclusivement propre à l'enfance en tant qu'accident de la contracture essentielle.

Un peu de dyspnée, d'oppression, annonce ordinairement l'accès; puis tout à coup la face se colore, les yeux deviennent fixes et hagards, la bouche s'entr'ouvre et ap-

(1) De l'électricité localisée.

pelle en quelque sorte l'air qui fait défaut aux bronches, la poitrine reste immobile, la tête se renverse en arrière, et la peau se couvre d'une sueur froide; le pouls est en même temps précipité. Plus souvent l'asphyxie n'est pas aussi marquée; on entend se succéder des inspirations sonores, bruyantes, qui ressemblent, suivant l'expression de M. Hérard, à un hoquet grêle et très-aigu. La voix est tremblante, entrecoupée, les battements du cœur sont extrêmement forts, et contribuent à rendre l'oppression encore plus pénible. Les crampes des membres, qui ne se sont pas interrompues, ajoutent également à la douleur. Il n'est aucun soulagement que l'on puisse apporter à cet état toujours effrayant; dans un cas cependant (obs. 3), le malade éprouvait une amélioration sensible quand on lui frottait le larynx.

Ces accès ont habituellement une durée très-courte; ils se prolongent toutefois pendant plusieurs minutes, quand ils sont composés uniquement d'inspirations convulsives. On les voit se répéter sous l'influence des moindres causes, telles que les mouvements de déglutition. Enfin ils peuvent aboutir à une terminaison fatale, comme dans l'observation qui suit :

### Observation III.

Contractions générales tétaniformes. — Spasme de la glotte. — Guérison. — Impression du froid. — Rechute. — Mort. — Autopsie. — Epanchement purulent dans le péricarde.

(Traité des maladies du cœur ; Bouillaud, t. I, p. 364).

Contesse (Michel), âgé de 16 ans, fortement constitué, visage coloré, fut admis à la Clinique (n° 18, salle Saint-Jean-de-Dieu), le 1er mars 1834. Pendant six mois, il avait couché sur un matelas étendu sur le plancher d'une chambre humide et nouvellement bâtie. Le 11 février, il se trouva assez indisposé pour être obligé de cesser son travail habituel (orfévrerie). Une saignée et des sangsues (six à chaque cuisse) amenèrent, dit-il, une prompte guérison. Deux jours après avoir repris ses travaux, ses bras s'engourdirent ainsi que ses mains, au point qu'il ne pouvait tenir ses outils. Le lendemain, ses doigts étaient fléchis convulsivement. La maladie fut prise pour une épilepsie. (Un purgatif le 24 et le 25 février; puis, potion calmante avec 12 gouttes de laudanum de Sydenham, frictions avec baume tranquille.) Les 26, 27 et 28, violents accès de suffocation, accidents qui se renouvelèrent plusieurs fois dans la nuit et le jour suivant, où il fut reçu à l'hôpital.

Depuis le 20 février, jour d'invasion de la maladie, le malade ressent de temps en temps des palpitations.

2 mars. Face colorée; pupilles dilatées, yeux fixes et hagards, comme si le malade pressentait un grand danger; intégrité parfaite de l'intelligence; réponses nettes et claires, articulées d'une voix tremblante, précipitée, et entrecoupée par les cris : Au secours! et les sanglots que lui arrachent les crampes qu'il ressent dans les membres ; menace de suffocation presque continuelle; doigts, mains et avant-bras fortement fléchis, ainsi que les orteils et les pieds ; les muscles des membres, ceux de l'abdomen, les masséters étaient tellement durs, qu'en les touchant, on croyait toucher une pierre, surtout pendant les accès ; les mâchoires s'écartaient difficilement; tout le corps, mais principalement le visage et le thorax ruisselaient d'une sueur, que les accès rendaient plus copieuse encore. Quand on lui étend les membres convulsivement fléchis, et qu'on lui frotte le larynx pendant les accès de suffocation, le malade en éprouve un soulagement inexprimable, les battements du cœur sont forts et précipités; pouls à 112; peau chaude.

*Prescription.* Saignée de 3 palettes, cinquante sangsues sur le rachis; deux demi-lavements avec 6 décigr. de musc pour chacun; 12 milligr. d'extrait gommeux d'opium, toutes les deux heures; potion éthérée, bain tiède avec affusions froides.

En sortant du bain, le malade s'est trouvé beaucoup soulagé, et une demi-heure après, les douleurs et les accès de suffocation avaient complétement cessé.

Le 3. A sept heures du matin, retour de la suffocation et des crampes dans les membres supérieurs, mais à un moindre degré. Les membres inférieurs sont assez souples, et le malade peut les tirer hors de ses couvertures; pouls à 96-100; persistance de la chaleur et de la sueur; constipation. — Saignée de 3 palettes; trente sangsues rachis; bain tiède avec affusion froide; le reste *ut supra.*

Le soir, aucune souffrance; le malade passe une bonne nuit et urine abondamment.

Le 4, à l'heure de la visite. Cessation de la rigidité musculaire des membres; mâchoires peu serrées; point d'accès de suffocation; état des plus satisfaisants; tout semble présager une heureuse issue.

Bain tiède; cataplasme laudanisé sur le rachis; continuation du musc et de l'opium, comme les jours précédents.

Le soir, léger retour des étouffements, lorsque le malade boit plus vite qu'à l'ordinaire; il passe une bonne nuit.

Le 5. Avant et pendant la visite, les étouffements deviennent plus fréquents, surtout quand le malade boit. Il éprouve par intervalles quelques crampes dans les membres supérieurs, mais point de contractions permanentes; membres inférieurs souples; cessation des sueurs; langue sèche et blanche; soif; plus de selles depuis trois jours (les lavements ne sont pas rendus); 108 puls.; visage sensiblement altéré. — Ventouses scar. sur le rachis, le reste *ut supra.*

Dans la journée, le malade prend par erreur un bain d'eau froide sortant immédiatement de la fontaine (un bain tiède avait été prescrit); il y reste d'une demi-heure à trois quarts d'heure, éprouvant un froid très-vif. Les crampes et les étouffements se renouvellent pendant toute la durée de ce bain. Aussitôt qu'il a été couché, on lui a mis aux pieds des boules remplies d'eau chaude, et il a été plus calme deux ou trois heures après, bien qu'il se sentît encore comme glacé.

Le soir, il ne put rendre ses urines, et on fut obligé de le sonder.

Le 6. Les contractions spasmodiques et les accès de suffocation sont revenus avec la même intensité que les premiers jours, et la déglutition des liquides les redouble en quelque sorte; vessie distendue par l'urine, sueurs; pouls à 120-124; soubresauts des tendons.

Saignée de 3 palettes; vingt-quatre sangsues sur les côtés du cou; continuation du musc; suppression de l'opium. Mort à onze heures du matin au milieu d'un accès de suffocation.

*Autopsie cadavérique, vingt-deux heures après la mort.*

1° *Organes circulatoires et respiratoires.* Le péricarde contient 2 onces d'un véritable pus, homogène, crémeux, un peu verdâtre ; il est généralement injecté, mais à un degré médiocre. Les cavités du cœur contiennent une petite quantité de fibrine décolorée. Anciennes adhérences entre les plèvres des deux côtés. Congestion hypostatique des deux poumons. Aucune lésion notable dans le larynx.

2° *Centres nerveux.* Le système veineux encéphalique est gorgé de sang. La substance cérébrale, sablée de sang, est d'une bonne consistance ; la substance grise est d'une teinte lilas ; peu de sérosité dans les ventricules ; injection des plexus choroïdes. La consistance du cervelet est normale ; rigidité de la protubérance annulaire et de la moelle allongée ; un peu de sérosité dans le quatrième ventricule.

Injection assez marquée de la dure-mère rachidienne. A l'ouverture du canal dans lequel la moelle épinière est immédiatement contenue, il s'est écoulé une quantité de sérosité (fluide rachidien de M. Magendie) bien plus considérable qu'à l'état normal, surtout à la région cervicale. Teinte rosée des cordons nerveux de la queue de cheval. Injection des deux faces de la moelle, plus prononcée toutefois à la face postérieure. Le cordon rachidien, principalement dans ses faisceaux antérieurs, a beaucoup augmenté de consistance, excepté vers le renflement supérieur. Là, dans sa moitié antérieure, on trouve un ramollissement de 18 à 20 millimètres d'étendue, assez régulièrement circonscrit ; la portion de moelle qui en est le siége est déchiquetée, convertie en une sorte de crème d'une couleur jaune-rougeâtre.

Dans cette observation, le spasme interne était borné à la glotte, il peut de même n'affecter que le diaphragme, mais la glotte et le diaphragme sont plus souvent intéressés ensemble, et alors les symptômes que nous avons précédemment énumérés se joignent à ceux dont nous allons maintenant donner la description ; il en est d'ailleurs quelques-uns qui sont communs (obs. 22)

Mehlits (1), passant en revue toutes les maladies du diaphragme, n'a point omis les spasmes toniques de ce muscle, mais il ne les envisage point comme dépendances de la contracture essentielle.

M. Duchenne (de Boulogne), galvanisant les nerfs phréniques d'un animal vivant, avait nettement posé les signes propres au spasme diaphragmatique; M. le Dr Valette (de Metz), (obs. 4), M. Vigla (obs. 5), M. Marrotte (obs. 22), ont pu constater chez l'homme des phénomènes qui sont venus confirmer, sauf de légères modifications, les résultats de ces expériences.

C'est une sensation de constriction circulaire à la base de la poitrine, au niveau du sixième espace intercostal, qui marque ordinairement le début. La respiration devient difficile, accélérée. La moitié inférieure du thorax est agrandie en tous sens, malgré les efforts considérables que fait le malade pour respirer; elle reste immobile, ainsi que les parois abdominales qui peuvent être contracturées; à chaque inspiration, les muscles inspirateurs supérieurs se contractent énergiquement, et la moitié supérieure du thorax seule se dilate, puis la poitrine revient sur elle-même par le relâchement brusque de ces muscles (obs. 5). En même temps la région épigastrique est douloureuse; au lieu de se dessiner en creux, elle est légèrement bombée. L'auscultation du poumon enfin fait entendre une respiration bruyante, rude et même soufflante.

L'aspect général est celui d'une asphyxie lente; en présence de ces accidents, on a pu croire à un double épanchement pleural. La compression sur le trajet des

(1) Des maladies du diaphragme; *Archives de médecine*, 1846, p. 118.

pneumogastriques les aurait dans un cas (obs. 22) fait cesser momentanément.

Lorsque l'accès touche à sa fin, les mouvements respiratoires se régularisent et redeviennent perceptibles dans toute l'étendue de la cage thoracique. Le malade conserve de l'abattement, de la lassitude, et après un intervalle variable, ordinairement un nouvel accès reparaît. Quant à la contracture des membres, on l'a vue persister pendant l'attaque; d'autres fois elle cessait pour recommencer immédiatement après.

On comprend que la mort soit la conséquence de ces troubles apportés au jeu du diaphragme; pourtant cette issue malheureuse est loin d'être constante. Nous placerons ici deux observations où la terminaison a été différente et qui par conséquent, en dehors de l'intérêt qu'elles peuvent offrir, viennent à l'appui de ce que nous venons d'avancer.

### Observation IV.

De l'électricité localisée, p. 906 (Duchenne de Boulogne).

Contracture du diaphragme, survenue pendant le cours d'une contracture rhumatismale des membres. — Mort. — Autopsie. (Par M. le Dr Valette, médecin à l'hôpital de Metz).

Le nommé Cordier, âgé de 24 ans, exerçant la profession de pêcheur, s'est trouvé pendant la journée du 1er mars 1853, exposé à un vent froid et à la pluie. Le soir en se couchant, il a éprouvé un violent frisson, bientôt suivi de chaleur vive et de douleurs dans les quatre membres. Le lendemain, les douleurs s'étaient un peu calmées; Cordier s'est borné à garder le lit; le 3 mars, les douleurs deviennent plus vives, et le malade me fait appeler.

Je le trouve toussant un peu, se plaignant de douleurs dans les membres, d'oppression et de céphalalgie. Il me fait remarquer qu'il ne peut fléchir assez complétement les doigts, pour saisir son verre. En même temps, Cordier accuse une très-grande gène dans les mouvements de flexion des deux genoux;

je constate que cette difficulté est due non à la douleur, mais à la contraction permanente du triceps crural.

Le malade est pâle, d'une constitution peu robuste, d'un tempérament lymphatico-nerveux prononcé. Il ne se souvient pas d'avoir été malade.

Douze sangsues à l'anus dans le but de dissiper la céphalalgie; infusion de tilleul chaude pour provoquer la diaphorèse.

Le 4 mars, le malade a transpiré modérément; la céphalalgie et l'oppression ont disparu, les mouvements des doigts sont plus libres ainsi que ceux des genoux.

Les 5, 6, 7 et 8. Les douleurs des membres ont presque complétement disparu, Cordier se trouve entièrement rétabli.

Le 9. Il y a eu la veille, dans la soirée, une nouvelle attaque de rhumatisme, sans qu'un brusque changement de température ou une imprudence du malade puisse expliquer cette récidive; les quatres membres sont douloureux à la pression, et il y a, comme dans le premier accès, contracture du triceps crural et des muscles de la région postérieure de chaque avant-bras.

Infusion de tilleul chaude, liniment camphré opiacé en frictions, et lavement purgatif.

Le 10. Même état.

Le 11. Le malade se trouve tout à fait bien; il n'y a que très-peu de roideur dans les mouvements des doigts et des genoux.

Le 12. Les mouvements sont complétement libres.

Le 13, dans l'après-midi, se manifestent quelques nausées, suivies de vomituritions bilieuses. La langue est saburrale, et le malade éprouve à l'épigastre une légère douleur qu'exaspère la pression.

0,15 cent. de tartre stibié dans 300 grammes d'eau.

Le 14, le malade a rendu une grande quantité de bile, mais il n'a pas eu de selles; l'état général est satisfaisant.

Le 15, les douleurs des membres et la contracture déjà signalée reparaissent sans cause évidente, la constipation persiste. — Infusion de tilleul; lavement purgatif et grand bain.

Le 16, amélioration sensible.

Le 17, 18, 19 et 20. Le malade est regardé comme guéri.

Le 21, Cordier a éprouvé, pendant la nuit, une nouvelle attaque de rhumatisme musculaire; en outre, il se plaint d'une vive douleur fixée au niveau de la partie moyenne du sixième espace intercostal. Cette douleur s'exaspère sous l'influence de la pression, il n'y a pas de toux, et l'exploration du thorax à l'aide de l'auscultation et de la percussion démontre que cette douleur est pleurodynique.

Application de quatre ventouses scarifiées et grand bain.

A quatre heures du soir, il y a une amélioration notable, les membres ne sont plus douloureux, ni contracturés, et la pleurodynie a disparu presque complétement; mais, pendant la nuit, se manifeste tout à coup une oppression, qui s'accroît d'instants en instants, et le 22, à ma visite du matin, je trouve Cordier dans l'état le plus alarmant.

Le malade s'offre à moi avec l'aspect et l'attitude d'un homme atteint d'un double épanchement pleurétique. Les traits expriment l'anxiété la plus vive; ses narines se dilatent fortement à chaque mouvement d'inspiration; il est frappé d'aphonie et se plaint à voix basse et entrecoupée d'éprouver un sentiment d'oppression qui lui fait craindre d'étouffer d'un instant à l'autre. — En découvrant le tronc pour explorer la poitrine, mon attention est aussitôt fixée par l'immobilité singulière que présente, des deux côtés, la moitié inférieure du thorax, tandis que la partie supérieure de cette cage osseuse est animée de mouvements très-brefs d'inspiration et d'expiration. La percussion donne partout un son clair, mais l'auscultation fait percevoir, dans toute l'étendue de la poitrine, un souffle bronchique des plus intenses, dont le bruit, semblable à un ronflement, empêche d'entendre tout murmure respiratoire, de sorte qu'il semble que l'air ne pénètre plus dans une seule des vésicules pulmonaires. Il y a quarante-six inspirations par minute. Les parois de l'abdomen offrent au toucher la consistance qui leur est habituelle pendant l'état de relâchement : au lieu de s'élever et de s'abaisser alternativement à chaque mouvement respiratoire, elles gardent une immobilité parfaite. La région épigastrique, loin de se dessiner en creux, comme il arrive ordinairement quand on est couché sur le dos, est légèrement bombée, et le malade se plaint d'y sentir une douleur assez vive. Le reste de la région antérieure de l'abdomen n'offre point cet aplatissement, qui se manifeste d'habitude, lorsqu'un régime sévère a été maintenu. Pendant quelque temps, elle est au contraire arrondie et légèrement gonflée comme au début d'une tympanite, et ce soulèvement se confond avec celui qui se remarque à l'épigastre. Cependant la percussion démontre qu'il n'existe pas le moindre météorisme. La peau est sèche et a sa température normale, le pouls est petit, filiforme, à peine saisissable, et bat cent dix fois par minute; enfin il y a anéantissement complet des forces musculaires.

Infusion de tilleul chaude; 8 ventouses sèches sur la moitié inférieure du thorax; deux vésicatoires aux cuisses, deux sinapismes aux jambes; potion antispasmodique, avec addition de 4 grammes d'acétate d'ammoniaque. A quatre heures du soir, même état que le matin; le malade, qui a conservé la plénitude de son intelligence et qui peut encore parler à voix basse, me dit qu'il éprouve toujours la même oppression et qu'il s'est manifesté au creux de l'estomac une douleur très-vive. L'épigastre est en effet devenu sensible à la pression de la main. Je prescris l'application d'un large vésicatoire sur cette région, ainsi que le renouvellement des sinaspismes aux membres inférieurs, et de la potion antispasmodique avec addition d'acétate d'ammoniaque. Le malade meurt à onze heures du soir avec les symptômes d'une asphyxie progressive.

*Autopsie*, trente-trois heures après la mort. Tous les organes thoraciques et abdominaux sont sains, à l'exception du conduit cystique, qui, oblitéré et transformé en une corde fibreuse dans la plus grande partie de sa longueur, empêche ainsi la bile de gagner la vésicule du foie. Celle-ci renferme toutefois une certaine quantité de bile verte, épaisse, et contenant un dépôt sédimenteux, indice d'un long séjour de ce liquide dans son réservoir. Les conduits hépatique et cholédoque sont sains, de sorte que le liquide biliaire se rendait directement dans le duodénum. L'estomac contient environ 300 grammes de bile, dont la présence dans cet organe a probablement occasionné la douleur épigastrique que le malade a éprouvée le jour même de sa mort. Dans les cavités thoracique et abdominale on voit partout les signes de la mort par asphyxie; les cavités droites du cœur, ainsi que les veines caves supérieure et inférieure, sont gorgées d'un sang noir et liquide; les poumons, le foie, la rate et les reins, divisés par le scalpel, laissent suinter sous l'influence de la compression des gouttes de sang noir et épais. L'encéphale et la moelle épinière offrent la consistance et la couleur de l'état normal, mais les vaisseaux veineux intra-crâniens et intra-rachidiens contiennent beaucoup de sang.

### Observation V.

De l'électricité localisée, p. 916 (Duchenne (de Boulogne).)

Contracture du diaphragme, survenue pendant le cours d'une tétanie. — Guérison.

Pendant la convalescence d'une rougeole, une jeune fille, âgée de 17 à 18 ans, entrée à l'Hôtel-Dieu dans le courant de mars 1857, couchée au n° 2 de la salle Saint-Antoine, avait été affectée d'une tétanie caractérisée par l'abaissement des premières phalanges, et par l'extension des dernières aux mains et aux pieds. De chaque côté, le premier métacarpien était rapproché du second, et le pouce, dont la deuxième phalange était étendue sur la première, était incliné légèrement vers la paume de la main. Les poignets étaient infléchis sur l'avant-bras et un peu dans l'adduction. J'ai constaté que dans ce cas la contracture était localisée dans les muscles animés par le nerf cubital, et aux pieds dans les muscles interosseux, adducteur et court fléchisseur du gros orteil.

Cette affection était restée ainsi limitée pendant plusieurs jours, lorsque tout à coup et sans cause connue, la malade fut prise, peu d'instants avant la visite du matin, d'une suffocation extrême qui paraissait causée par un trouble dans la mécanique de sa respiration. Comme je me trouvais alors dans l'hôpital, M. Vigla eut l'obligeance de m'inviter à venir observer ce fait intéressant. Voici les principaux phénomènes que j'ai constatés alors, et que j'ai retrouvés consignés dans mes notes : Respiration très-difficile et accélérée ; la base du thorax est agrandie en tous sens, malgré les efforts considérables que fait la malade pour respirer ; elle reste immobile ainsi que les parois abdominales qui sont contracturées ; à chaque inspiration qui se fait avec effort, les muscles inspirateurs supérieurs se contractent énergiquement, et la moitié supérieure du thorax seule s'agrandit, puis la contraction cesse brusquement après chaque inspiration qui est longue et bruyante. Les lèvres sont violacées, la face cyanosée : l'anxiété est extrême, le pouls petit, agité, tout annonce un commencement d'asphyxie. La malade accuse une douleur très-vive à la partie inférieure de la poitrine et dans la région épigastrique. Enfin la contracture des extrémités supérieures et inférieures a disparu. A l'ensemble de ces phénomènes qui me rappelaient ceux que j'avais produits à un degré plus fort chez l'animal dont j'avais faradisé les nerfs phréniques, je ne pus méconnaître une contracture du diaphragme.

M. Vigla fit appliquer sur la partie inférieure de la poitrine des compresses trempées dans de l'eau bouillante, de manière à produire une vive douleur cutanée, en évitant toutefois de produire la vésication. L'effet de ce moyen perturbateur fut des plus heureux et immédiat. La respiration redevint libre, et la cyanose disparut. Le lendemain matin, la malade nous apprit qu'elle n'avait plus éprouvé de gêne dans sa respiration, et je constatai que les mouvements respiratoires du thorax et des parois abdominales étaient normaux. Mais la tétanie avait reparu dans son siége primitif.

Il est bien encore quelques complications qui surgissent dans le cours de la contracture essentielle, ou du moins faut-il considérer comme telles les gangrènes qui se développèrent du côté des membres dans l'épidémie de Belgique, ou encore ces eschares, qui peuvent résulter du contact permanent des deux surfaces l'une avec l'autre ? A côté de ces faits exceptionnels, il est une complication de beaucoup moins rare, et à laquelle, avec M. Delpech, nous accordons une grande importance, nous voulons parler de la paralysie. On a reproché à MM. Tessier et Hermel de l'avoir réunie dans leur travail à la contracture ; nous croyons ce rapprochement fondé, car elles constituent l'une et l'autre des modifications pathologiques de la contractilité, tout opposées si l'on veut, mais qui n'en coexistent pas moins, ou se succèdent. L'enfance présente cette succession des deux phénomènes, et, dans ces cas, on peut espérer une guérison de la paralysie prompte et radicale (Rilliet et Barthez).

La sensibilité et le mouvement peuvent être atteints au même degré, de même que l'anesthésie peut exister sans la perte de la motilité (obs. 21). Ces paralysies souvent sont incomplètes, elles sont d'ailleurs variables dans leur intensité, et quand elles ne sont que légères, elles passent inaperçues ; c'est ainsi qu'on attribue exclusivement à la roideur spasmodique l'impossibilité où se trouvera la main de tenir un objet quelconque (obs. 17), et qu'on ne songera jamais à rapporter la difficulté de la progression à l'absence de sensation tactile.

La contracture et la paralysie frappent habituellement les mêmes parties, l'une remplace l'autre sur les mêmes points ; elles peuvent même alterner. Quand les mouvements restent pendant longtemps abolis, l'émaciation, l'atrophie sont à redouter (obs. 20). Enfin, les quatre membres indistinctement, la face même sont susceptibles d'être envahis par la paralysie, qui peut aussi se limiter à une moitié du corps. En voici un exemple, que j'emprunte à la thèse de M. Delpech :

### Observation. VI.

Contracture des extrémités, ayant débuté par le côté gauche, et compliquée de paralysie du même côté. — Guérison complète. — Douleurs rhumatismales dans les antécédents, par M. Delpech, thèse, p. 31.

Ménard (Rose), âgée de 34 ans, porteuse de pains, demeurant rue de Lourcine, 61, est entrée le 26 février, au n° 4 de la salle Sainte-Thérèse.

Habituellement bien portante, elle n'a jamais eu d'affections nerveuses spasmodiques. Elle a éprouvé une seule fois dans les membres des douleurs vives, sans gonflement, qui ont disparu en quinze jours, et qui paraissent avoir eu le caractère rhumatismal.

Elle a eu trois enfants, les deux premiers ont été envoyés en nourrice ; accouchée du troisième il y a huit mois, elle l'allaite encore maintenant. Elle n'a pas été réglée pendant l'allaitement.

Un peu moins de trois semaines avant son entrée, elle fut prise tout à coup, vers le milieu du jour, d'engourdissements généraux, plus vifs dans les deux mains qu'elle ne pouvait plus remuer; la marche elle-même était difficile. La nuit se passa sans sommeil, mais le matin elle put reprendre ses occupations, qu'elle continua jusqu'au 25 février. Toutefois elle conservait un peu d'engourdissement dans les membres. Il n'y avait d'ailleurs aucun trouble fonctionnel grave; seulement l'appétit était moindre et la malade dormait peu. Le 27 février, dix-septième jour de sa maladie, elle fut forcée d'entrer à l'hôpital.

Etat actuel (29 février). Céphalalgie du côté gauche, étourdissements, bruissements dans les oreilles, vue extrêmement confuse à gauche, nette à droite; rien dans les organes de l'olfaction et de la gustation.

Fourmillements dans les membres thoraciques et abdominaux, avec insensibilité de la peau du côté gauche, jambe et bras. La sensibilité est conservée à droite, et dans tout le tronc; elle est un peu obtuse au côté gauche de la face. Les mouvements des membres sont difficiles, mais cette difficulté n'est pas en proportion de l'insensibilité. Deux saignées de 3 palettes chacune ont été faites, l'une le 27, l'autre le 28; le sang est riche et fortement couenneux. La malade a pris de plus la potion suivante :

| | | |
|---|---|---|
| Eau de mélisse.......... | 100 | grammes. |
| Extrait de valériane....... | 1 | — |
| Teinture de musc......... | 1 | — |
| Sirop de fleur d'oranger... | 15 | — |
| Sirop d'éther............. | 15 | — |

Ce matin 29, amendement notable; moins d'engourdissement dans les mains, pas de changement dans les jambes, l'insensibilité persiste ainsi que la céphalalgie. Pas de fièvre. Aucun accident du côté du cœur. Langue naturelle. Rien du côté du canal intestinal. Saignée de 3 palettes; le sang de la saignée est très-couenneux.

1er mars. Le mieux se prononce; les mouvements sont plus faciles et la roideur est moindre. La sensibilité générale du côté gauche est presque entièrement revenue. La malade se plaint d'une constipation assez forte, que l'on combat par :

Eau-de-vie allemande...... 30 grammes.

Le 2. Le membre abdominal seul reste un peu insensible.

Le 4. Dans la journée, la main gauche se fléchit assez fortement, la sensibilité diminue. Ces accidents se dissipent d'eux-mêmes, et la jambe gauche reste seule paralysée, comme la veille ; la malade ne sent pas la terre de ce côté lorsqu'elle marche.

Le 9. L'engourdissement s'est développé dans les deux mains, il a également pris les deux jambes. Bourdonnements d'oreille ; vue nette. Pas de contracture ; pas de garde-robes depuis la purgation.

Eau-de-vie allemande, 30 grammes. La potion a produit dix garde-robes.

Le 10. Les membres abdominaux sont revenus à l'état normal ; mais les membres thoraciques sont le siége d'une convulsion tonique intense avec prédominance de l'action des fléchisseurs. La malade éprouve de vives souffrances, lorsqu'on veut redresser les doigts fléchis sur la main, ou étendre l'avant-bras. Les douleurs coïncident avec une anesthésie complète de la peau des membres. Il n'y a plus de céphalalgie ; la vue est parfaitement nette. Agitation, sueurs, pouls fort, à 120 puls. Une saignée de 3 palettes ; le sang est couenneux, le caillot est très-rétracté, à bords relevés. Dès le soir, tous les accidents cessent ; la malade est calme, la fièvre, la contracture, l'anesthésie, ont disparu.

Le 11. Le mieux persiste.

Pendant un mois, les accidents se sont produits de nouveau plus effrayants que jamais. La contracture et la paralysie, avec cette mobilité singulière que nous offre le commencement de l'observation, ont successivement occupé et quitté tous les membres, et même la face ; arrivées à leur plus grand développement, elles nous ont donné des inquiétudes sérieuses. Les membres étaient violemment retractés et fléchis, des douleurs vives accompagnaient le spasme. La face était entraînée fortement du côté gauche par une contraction musculaire tonique, et l'œil gauche maintenu ouvert par la contraction violente et continue des abaisseurs de la paupière inférieure était de plus entraîné dans un strabisme externe très-prononcé. La malade, effrayée par ces terribles symptômes, exprimait l'anxiété la plus profonde, et nous ne pouvions nous défendre d'une crainte que diminuait cependant la persuasion que nous avions affaire à une affection rhumatoïde. Tous ces accidents se dispersèrent sans laisser de traces.

Dans les derniers jours de son séjour, la malade fut prise d'une légère diathèse de suppuration, de tournioles multiples qui cédèrent à l'emploi des bains sulfureux. Vers le milieu d'avril, quelques étourdissements survinrent; une nouvelle saignée fut faite. Le sang produisit un caillot adhérent au vase, large, riche, et ne présentant dans sa partie moyenne qu'une teinte d'un blanc jaunâtre.

La santé resta parfaite jusqu'au 6 juin, époque de la sortie de la malade.

## MARCHE, DURÉE, TERMINAISONS.

Dance croyait à l'intermittence de la contracture des extrémités, tout en reconnaissant que les paroxysmes ne revenaient pas à intervalles réguliers. De la Berge reproduisait plus tard la même idée, en disant que c'était une fièvre à type rémittent continu ; dans sa thèse, M. Imbert admet de même la périodicité. Pour M. Delpech, la maladie consiste en accès, lesquels se comportent de deux façons : tantôt ils se développent et disparaissent, sans qu'on puisse trouver aucune régularité dans leurs retours, tantôt au contraire ils sont périodiques. Cette intermittence bien franche, M. Fleurot la nie ou plutôt il l'explique par la coexistence d'une fièvre intermittente. Nous nous rallions à cette opinion que nous basons d'ailleurs sur des faits cliniques; n'est-il pas en effet commun de voir chez des individus antérieurement atteints d'accès fébriles périodiques, l'embarras gastrique, la fièvre typhoïde, etc., rappeler ces accidents, et ces affections prendre dès lors une allure intermittente qui n'est rien moins qu'empruntée ? L'observation 7 qui viendra à la fin de ce chapitre est suffisamment concluante sur ce point. Une autre interprétation a été donnée; pour être fausse, elle n'en est pas moins ingénieuse, elle tend à faire de la contracture une fièvre intermittente modifiée; la sueur succédant habituellement au spasme, on a cru que le spasme remplaçait le frisson, qui lui-même n'est qu'un spasme de la peau.

Si l'intermittence n'est pas admissible, on ne saurait contester que la contracture essentielle se présente souvent sous forme d'accès, lesquels peuvent se répéter plusieurs fois dans une même journée ou à plusieurs jours de distance, et laisser une rémission à peu près complète dans l'espace de temps qui les sépare. La réunion de ces accès, variables en nombre, constitue l'attaque. D'autres fois, elle est continue dans sa marche, elle a bien ses moments d'exacerbation, mais elle n'offre point ces interruptions brusques, imprévues, que nous venons de signaler; quand elle cesse, l'attaque se termine là. Ce serait, pour M. Rabaud, la manière d'être spéciale et constante de la forme rhumatismale, qui aurait même ses périodes d'augment et de déclin. Si quelques-unes de nos observations témoignent en faveur de la continuité du spasme, d'autres lui sont opposées (obs. 7 et 2), et dans toutes, on rencontre cette mobilité, qui ne permet pas de reconnaître une augmentation et une décroissance successives.

La tétanie débute ordinairement par les extrémités supérieures, nous avons vu que les inférieures pouvaient se prendre tout d'abord et rester seules atteintes. Exceptionnellement, les muscles de l'abdomen se sont contracturés les premiers (obs. 11). L'affection étant une fois bien établie, rien n'est plus variable que l'ordre dans lequel elle se propage ou s'efface. Elle peut abandonner les membres thoraciques pour se porter sur les extrémités pelviennes, ou occuper en même temps et avec une intensité égale toutes ces parties. Quand elle gagne le tronc, elle se comporte aussi différemment vis-à-vis des membres ; tantôt elle les quitte, tantôt elle s'y maintient. Les maladies intercurrentes peuvent la suspendre, des fièvres éruptives ont du moins eu cet effet qui n'a été que passager (obs. 13). Le sommeil enfin n'arrête point le cours des spasmes.

La durée de la contracture peut être de quelques heures, elle peut aussi se prolonger pendant des mois entiers; cette inégalité autorise jusqu'à un certain point la création des formes aiguë et chronique, vers laquelle semblait pencher Trousseau (*Clin. méd.*, tome II). C'est à cette dernière variété qu'il faudrait rapporter ces cas, où une flexion convulsive, par sa persistance, dégénère en ces déviations rebelles à tout traitement qui gênent la liberté des mouvements. On voit que la guérison absolue n'est pas toujours la règle ; au lieu de ces déformations dont nous venons de parler, une paralysie plus ou moins tenace peut condamner pour un certain temps à l'immobilité le malade chez qui rien ne faisait pressentir cette complication tardive. Il n'est rien non plus qui permette d'assurer que l'accès dont on est témoin soit le dernier, et que l'attaque n'ira pas au delà. Cependant le patient lui-même éprouve parfois de ces sensations qui ne le trompent pas. C'est ainsi que les élancements douloureux signalaient le retour prochain des accidents dans l'observation 2. Il est fréquent qu'après un accès, le retour à la santé ne soit pas immédiat ; il reste un sentiment de contracture, de malaise, qui disparaît insensiblement.

Un des caractères essentiels de la contracture, c'est de récidiver, bien que sur ce point encore il y ait des exceptions. Il n'est pas toujours de cause que l'on puisse invoquer pour expliquer la réapparition des attaques; le froid agit bien évidemment, et l'hiver est la saison où presque tous les malades sont repris; d'un autre côté, l'allaitement chez certaines femmes constitue une prédisposition, mais il est d'autres faits auxquels on ne saurait trouver aucune raison d'être. Les récidives se succèdent à des intervalles plus ou moins longs, à un mois, à plusieurs années de distance. Elles ne sont pas marquées chaque fois par la même localisation des spasmes, qui peuvent ainsi passer alternativement de la forme *bénigne* à la forme *tétanique*.

Parmi les observations qui se rapportent à ce chapitre, la suivante a, selon nous, une importance qui légitimera la place que nous lui accordons ici.

### Observation VII.

(Journal de Médecine, 1845, p. 82).

Contracture partielle intermittente chez un rhumatisant, par M. Perrin, docteur-médecin au Grand-Lucé (Sarthe).

Un homme, âgé de 48 ans, souffrant depuis plusieurs années d'un rhumatisme chronique fixé sur les articulations du membre supérieur gauche, rhumatisme qui, au début, l'a mis, pendant près de dix mois, dans l'impossibilité à peu près complète de travailler, fut atteint, sur la fin du mois de juin dernier, d'une contracture intermittente partielle.

Ce malade, d'une petite stature, est d'une santé assez faible. Il y a quatre ans, il a eu, pendant six mois, des accès de fièvre intermittente quarte, qui se sont passés d'eux-mêmes, et n'ont offert rien de remarquable.

La maladie dont il est affecté aujourd'hui est survenue sans cause connue, et s'est exactement reproduite six fois de suite dans la nuit du vendredi au jeudi de chaque semaine.

Chaque accès s'accompagne de symptômes fébriles excessivement peu prononcés, comme on peut en juger par la description suivante :

Courbature et sentiment de brisure générale dans tous les membres; céphalalgie très-faible, soif normale, anorexie incomplète, intelligence intacte, intégrité des sens absolue, mouvement fébrile peu intense. Le frisson initial de la fièvre, de très-courte durée, est promptement remplacé par une chaleur modérée, mais sensible, qui se continue jusqu'à la fin de l'accès; c'est à peine si une légère moiteur existe à la peau, au moment où la fièvre vient à cesser complétement, ce qui arrive au bout de dix-huit à vingt heures.

Ainsi, on le voit, l'état pyrétique n'existait qu'à un faible degré; aussi, sans la manifestation des phénomènes remarquables qui vont suivre, le malade m'affirmait-il qu'il ne se serait que bien difficilement résigné à garder le lit.

Aussitôt la fièvre déclarée, notre malade sentait l'avant-bras gauche invinciblement se fléchir sur le bras, et venir s'appuyer sur la face antérieure du thorax. L'avant-bras solidement fixé ne pouvait plus être étendu, l'articulation du coude était comme ankylosée; on l'aurait brisée, plutôt que de lui imprimer quelques mouvements. On pouvait constater l'état de contraction des muscles de la région antérieure du bras, et sentir la portion tendineuse du biceps brachial former au devant de l'articulation comme une corde dure et tendue.

La flexion permanente des doigts, dont les extrémités venaient effleurer légèrement la paume de la main, indiquait également la contraction des muscles fléchisseurs correspondants de l'avant-bras.

A ces convulsions toniques partielles venaient s'ajouter d'autres phénomènes non moins curieux du côté des synoviales articulaires. Ainsi, des picotements très-douloureux se faisaient sentir, du côté gauche, dans les articulations de l'épaule, du coude, du poignet, dans la deuxième articulation du doigt médius, et au membre pelvien du même côté, dans les articulations métatarso-phalangienne et tibio-fémorale.

Au bout de deux ou trois heures, un gonflement œdémateux, un empâtement sans rougeur, sans chaleur intense, survenait au coude, au niveau de la deuxième articulation du doigt médius, au genou, et enfin autour des articulations métatarso-phalangiennes. Puis bientôt on pouvait constater, outre le gonflement signalé autour des articulations, qu'un épanchement très-appréciable de sérosité s'était formé dans l'articulation du coude et dans celle du genou. Ainsi, à la partie postérieure du coude et de chaque côté de l'olécrâne, on sentait une petite tumeur, molle, rénitente, manifestement formée par une partie de la synoviale distendue outre mesure par l'épanchement de sérosité qu'elle renfermait. Ces deux petites tumeurs séro-synoviales disparaissaient avec l'état de flexion de l'avant-bras. Mais cet épanchement de sérosité était surtout énorme dans l'articulation du genou. La rotule fortement soulevée au devant des condyles fémoraux se laissait facilement déprimer à l'aide des doigts.

Ce n'était qu'au bout de deux ou trois jours que ces gonflements et épanchements articulaires disparaissaient complétement et avec eux la gêne des mouvements qu'ils avaient occasionnés.

Quant à la contracture que j'ai signalée du côté du membre supérieur, elle ne persistait que pendant la durée de l'accès, et, à mesure que la détente du mouvement fébrile s'opérait, le malade recouvrait peu à peu les mouvements de son bras.

Au septième accès, la fièvre disparut d'elle-même pour reparaître six semaines après avec les mêmes symptômes, mais sous le type tierce. C'est alors seulement que je fus appelé près du malade, qui avait eu déjà deux accès.

En présence de pareils accidents, et sans m'arrêter aux éléments curieux de la maladie, je ne vis, comme indication unique, que l'élément intermittent à combattre ; ce que je fis en prescrivant 2 grammes de sulfate de quinine auxquels j'associai 20 centigrammes d'extrait de belladone, et qui furent pris à doses fractionnées.

Un troisième et dernier accès eut encore lieu ; depuis, la fièvre n'a pas reparu, et la guérison s'est maintenue. Mais le sujet, comme par le passé, continue à souffrir, par intervalles, de ses douleurs rhumatismales.

## DIAGNOSTIC.

L'affection que nous étudions n'est pas la seule où l'on rencontre de la contracture, à titre de phénomène purement local et non symptomatique : le torticolis n'a d'autre cause anatomique que le sterno-mastoïdien contracturé ; il est vrai qu'il se distingue essentiellement par la fixité de son siége, qui reste limité à un seul et même muscle ; mais, s'il n'est pas possible de le confondre avec la tétanie dont la marche est toute différente, on l'a vu exceptionnellement se montrer comme elle à des intervalles variables, sous forme d'accès intermittents. Rilliet a observé ce fait chez un enfant, qui ne fut complétement guéri qu'au bout de trois années. — Nous mentionnerons également, comme autre exemple de contracture idiopathique, celle qui complique si fréquemment la paralysie rhumatismale de la septième paire ; de même que la précédente, elle demeure restreinte à un petit groupe de muscles, toujours le même, puisque ceux-là seuls, qui obéissent au facial, sont intéressés ; enfin elle est rarement primitive, d'après la remarque de M. Duchenne (de Boulogne) (1) ; presque toujours la paralysie l'a précédée sur les mêmes points.

Si maintenant nous nous reportons du côté des lésions de l'encéphale ou de la moelle, qui se traduisent par de la contracture, nous trouvons un certain nombre de maladies qu'il est important de différencier de celle qui fait l'objet de ce travail. Elles offrent toutes plusieurs caractères communs, qui font défaut dans la tétanie et qui doivent être tout d'abord signalés, puisque leur présence suffit pour que celle-ci soit complétement éliminée. — Le délire, la perte de connaissance sont des symptômes qui sont essentiellement liés à une affection cérébrale ; ils n'existent jamais dans la contracture essentielle, même

(1) De l'électricité localisée.

généralisée. L'impossibilité où se trouvent alors certains malades de manifester extérieurement leurs sensations doit être uniquement mise sur le compte du spasme continu, qui ne permet plus l'usage de leur système musculaire, et l'intelligence est toujours parfaitement saine : pourtant d'autres phénomènes du même ordre, tels que les vertiges et les convulsions, ont été notés chez les enfants, mais ce sont là des accidents si fréquents dans la pathologie de l'enfance, qu'ils ne sauraient figurer comme élément de diagnostic.— L'examen du globe oculaire fournira des signes d'autant plus précieux, qu'ils n'appartiennent qu'aux altérations soit de l'encéphale, soit de ses enveloppes, si toutefois nous faisons une nouvelle restriction pour le premier âge de la vie; le strabisme, l'inégalité des pupilles, la douleur que provoque la pression exercée sur les paupières, l'impression désagréable produite par la lumière sur l'appareil de la vision, telles sont autant d'indications qui ont la plus grande valeur. — Il est bien rare que les troubles des centres nerveux ne retentissent pas par sympathie sur les fonctions digestives, et qu'ils ne s'annoncent pas, à leur début au moins, par des vomissements souvent répétés : rien de semblable dans les spasmes idiopathiques, où la céphalalgie, quand elle existe, n'est en outre ni aussi tenace, ni aussi accablante, où le pouls, lorsqu'il est fébrile, ne va jamais jusqu'à l'irrégularité ou l'intermittence. Enfin, dans les lésions de la pulpe cérébro-médullaire et des méninges, la contracture est continue; elle se limite ordinairement à un seul côté, ou envahit seulement et à la fois les membres inférieurs ; elle succède fréquemment à la paralysie, qu'elle accompagne quelquefois, et se manifeste surtout dans les masses musculaires, qui président aux mouvements des grandes articulations; par sa marche, par son siége, la tétanie en diffère totalement.

Après cet exposé général des caractères différentiels qui concourront à éclairer le diagnostic, examinons rapidement chacune des affections du cerveau et de la moelle, auxquelles nous avons fait allusion.

L'encéphalite partielle et aiguë qui a son point de départ dans une production accidentelle, se révélera par des douleurs de tête persistantes, des vertiges, de l'agitation, par l'apparition de temps à autre de convulsions épileptiformes, par de la contracture localisée dans les membres d'un même côté, et alternant ou coexistant avec de l'hémiplégie, enfin par des modifications correspondantes de la sensibilité, qui ainsi pourra être successivement exaltée et amoindrie. Tels sont autant de symptômes, qui réunis devront être rapportés uniquement à un travail inflammatoire, dû au voisinage d'un foyer hémorrhagique, ou encore de tumeurs ou tubercules cérébraux.

Dans les épanchements sanguins des ventricules, quelle que soit leur origine, qu'ils se soient formés d'emblée dans ces cavités, ou que provenant des parties environnantes, ils se soient fait jour lentement jusqu'à elles, la contracture, d'après les recherches de Boudet (1), peut survenir comme phénomène primitif, elle peut même exister des deux côtés; mais alors d'autres signes, tels que la paralysie et surtout les convulsions, ne manquent jamais, il s'y joint enfin des fourmillements, de la cépha-

(1) Mémoire sur l'hémorrhagie des méninges, in *Journal des connaissance médico-chirurgicales*. 1838-39.

lalgie, et une obtusion plus ou moins marquée des sens et des facultés intellectuelles.

Ces remarques sont également applicables à l'apoplexie méningée; mais c'est dans la première enfance surtout, qu'elle se rapproche singulièrement à son début de la tétanie; vomissements, strabisme, contraction permanente des pieds et des mains, suivie d'accès convulsifs, c'est là une période initiale que l'on rencontre dans les deux maladies : la marche seule sera différente, tandis que dans la première les convulsions seront de plus en plus rapprochées et que la sensibilité et la connaissance seront bientôt abolies, ces accidents disparaîtront vite dans la seconde, et il ne restera que la contracture.

L'intensité de la céphalalgie, la fixité du regard, la contraction de la pupille, la succession des vomissements, le délire et les mouvements convulsifs s'ajouteront à la contracture, dans le cas de méningite cérébrale, et suffiront amplement à la caractériser. Chez les enfants, il faudra tenir le plus grand compte de l'irrégularité du pouls, de l'état continuel d'agitation dans lequel ils se trouvent, et de cette irritabilité excessive qui paraît être l'explication la plus plausible des cris dits hydrencéphaliques.

Quant aux affections de la moelle (méningite, myélite), si elles offrent parfois de la contracture, ce n'est que consécutivement à la paralysie, laquelle commence toujours par les membres inférieurs; la coexistence de la douleur rachidienne enfin ne permet pas la moindre hésitation.

Il est certaines névroses qui, sans que la contracture doive figurer au nombre de leurs symptômes habituels, n'en sont pas moins susceptibles de présenter cette complication. C'est ainsi que, dans l'hystérie, on peut la voir se manifester immédiatement après l'attaque terminée; mais sa durée est ordinairement éphémère, sa disparition est subite et non graduelle. C'est là une double considération qui, aussi, aura beaucoup de valeur dans les formes d'épilepsie mal accusées et incomplètes; on sera de plus guidé par la prédominance des convulsions toniques dans un des côtés du corps, et surtout par les antécédents du malade.

La crampe des écrivains a quelque chose de spécial dans sa marche, dans son siége et son étiologie. Elle est toujours chronique, n'occupe exclusivement que la main, et n'a d'autre cause que l'exercice exagéré des doigts.

Les crampes ordinaires se reconnaissent aisément, «en ce qu'elles n'affectent que les mollets ou la plante des pieds, en ce qu'elles n'ont lieu communément que la nuit, et sont dues à une position vicieuse qu'il suffit de changer pour en faire cesser les conséquences» (1).

La contracture est un phénomène que l'on retrouve dans différents empoisonnements. L'intoxication saturnine détermine en même temps des convulsions épileptiformes qui, rapprochées des commémoratifs (profession, coliques antérieures, liséré des gencives), mettront infailliblement sur la voie du diagnostic. — Certains poisons (strychnine et brucine) donnent lieu à une roideur tétanique, qu'on ne pourrait confondre qu'avec la contracture essentielle généralisée; la rapidité avec laquelle sont survenus les accidents, et la participation subite et

(1) *Gazette hebdomadaire*, 1856, p. 69.

simultanée de tous les muscles à des spasmes très-douloureux, qui sont séparés par des intervalles de rémission de plus en plus courts, devront éveiller l'attention du médecin. — L'acrodynie se distinguera par une rougeur érythémateuse des extrémités, par des troubles du côté du cerveau et des fonctions digestives, de plus, elle est épidémique, de même que l'ergotisme qui s'annonce par des convulsions irrégulières, par un accablement considérable, et par des contractions des fléchisseurs tellement pénibles, qu'elles arrachent aux malades des plaintes et des cris continuels.

Les fièvres tétaniques pernicieuses ont été suffisamment différenciées de la contracture essentielle par Dance (1), qui ne méconnaissait point sa terminaison ordinairement heureuse et spontanée, tout en les réunissant sous une même dénomination. Nous ajouterons à cela qu'elle n'est jamais intermittente, et qu'elle naît constamment en dehors de l'influence marécageuse.

Nous croyons inutile de nous appesantir de nouveau sur les caractères qui séparent les rétractions de la tétanie. Les premières ont toujours une origine purement mécanique, qu'elles soient la conséquence de brides aponévrotiques, ou encore d'une position vicieuse longtemps prolongée, comme chez les aliénés ; il n'y a rien de comparable dans la seconde.

La contracture enfin est facilement exploitée pour la simulation. « Devant les conseils de révision, dit M. Legouest (2), je fais placer le sujet dans une attitude qui

(1) *Loc. cit.*
(2) *Gazette des hopitaux*, 1860, n° 30.

varie avec le siége de l'infirmité, et dont la permanence finit par amener une extension d'abord partielle, puis complète du membre; je me borne quelquefois aux épreuves de surprise. Dans les hôpitaux, où l'on peut agir à loisir, je recours en outre à la compression du membre, de manière à rendre impossible toute contraction musculaire. En plongeant l'individu dans l'ivresse ou un sommeil profond, il m'a été toujours facile de démasquer les fourberies chez les simulateurs. »

## ÉTIOLOGIE.

Il est certaines conditions qui semblent favoriser le développement de la contracture essentielle; ces conditions sont multiples et peuvent être rangées sous deux chefs : les unes sont inhérentes à l'individu, dont elles sont inséparables, telles que l'âge, les prédispositions diathésiques, l'établissement de certaines fonctions, comme la menstruation, l'allaitement, etc.; les autres sont accidentelles et constituées par divers états morbides. On admet généralement enfin des causes actives qui agissent plus directement, mais dont l'action n'en est pas moins difficile à démontrer; nous terminerons par l'étude de ces dernières et notamment par celle du froid.

*Age.* — La tétanie paraît être plus commune à certaines époques de la vie. Elle est fréquente dans l'enfance, et de 1 à 3 ans surtout, d'après le relevé donné par MM. Rilliet et Barthez. L'âge adulte nous a donné, dans les observations que nous avons pu rassembler, 2 cas de 13 ans, 3 de 18, 3 de 21 et 2 de 25, un cas à 12 ans et un autre à 48 représentant les limites extrêmes.

*Sexe.* — Les auteurs ne sont pas d'accord sur la part qu'il faut lui accorder dans la production de cette maladie. Cette différence d'appréciation tient à ce que les uns fondent leur opinion sur l'influence marquée de l'état puerpéral, tandis que les autres l'établissent sur cette considération, que le froid est une des causes les plus puissantes, et que, par conséquent, les hommes, plus exposés que les femmes aux variations de température, doivent être plus souvent frappés. Notre statistique donne l'avantage à ce dernier argument. Dans l'enfance, les garçons et les filles paraissent être également atteints.

*Hérédité.* — Un auteur anglais, cité dans un article relatif à la contracture (1), raconte avoir été témoin de deux exemples simultanés de tétanie chez les deux enfants d'une même famille. Murdoch a constaté un fait analogue chez les deux sœurs. Nous ne voulons pas dire pour cela qu'elle soit transmissible, une autre interprétation nous semble plus exacte. S'il est quelque chose d'incontestable, et qui ressort de la plupart de nos observations, c'est la relation intime qui unit les spasmes essentiels et les accidents rhumatismaux, puisque fréquemment ils coexistent ou se succèdent chez le même individu. Cette connexion n'autorise-t-elle pas à voir dans les spasmes une dépendance du rhumatisme ? Dans cette hypothèse, que nous développerons plus tard, la contracture, on le comprend, n'est point héréditaire, mais bien l'affection générale, dont elle n'est que l'expression. Une observation, qui a trait à un jeune homme, dont le père était rhumatisant, viendra corroborer notre conclusion.

(1) Gazette des hôpitaux, 1843, n° 102.

## Observation VIII.

Contracture des extrémités supérieures. — Convulsions fibrillaires dans les membres inférieurs. — Rhumatisme dans les antécédents. (Par M. Desormeaux; thèse de Imbert, 1844, p. 20.)

N..., âgé de 18 ans, bottier, est entré à l'Hôtel-Dieu le 17 janvier 1843; il jouit habituellement d'une bonne santé. Son père, d'après son dire, aurait eu des rhumatismes dans les bras. Il y a huit mois, ce jeune homme fut pris dans les bras et les jambes de douleurs, qui l'empêchaient de travailler et le gênaient dans la marche; ces douleurs ont duré trois mois. Depuis un mois, il en a éprouvé d'autres passagèrement dans le poignet, qui le gênent pour son travail et reviennent surtout le dimanche soir, après s'être promené dans la journée. Depuis hier matin, douleurs vives dans la main droite, avec impossibilité de la remuer; la main gauche s'est prise pendant la nuit. Voici maintenant ce qu'il offre à notre observation : douleurs fortes et continues dans les poignets et dans les mains avec exacerbation; la main gauche est gonflée, chaude, légèrement rouge, ainsi que le poignet; les doigts sont demi-fléchis, toutes les articulations immobiles, et les mouvements communiqués sont très-douloureux; même phénomène à la main droite, mais moins prononcé. Les muscles de la partie antérieure des avant-bras sont douloureux à la pression. Hier il y avait de la douleur à l'épaule gauche; crampes fréquentes dans les membres inférieurs; il dit y être un peu sujet habituellement. Lors des crampes, les muscles deviennent durs et offrent un frémissement visible à travers la peau; douleur à la pression au haut de la portion dorsale du rachis. Pouls médiocre, 80 pulsations, rien au cœur.

Le 18. Le gonflement et la rougeur des mains ont diminué; peau chaude, sueurs, agitation continuelle; pouls faible, 108 pulsations. — Tisane de tilleul et de fleurs d'oranger; extrait d'opium 0 gr. 10; diète.

Le 19. Point de douleurs le long du rachis; le malade se trouve mieux; il éprouve de temps en temps des crampes dans les avant-bras, plus rarement aux jambes; il a beaucoup sué hier soir et la nuit. (Même traitement.) Le soir, les deux mains sont peu douloureuses; on peut leur imprimer des mouvements sans causer de douleurs.

Le 20. Pas de crampes dans les bras depuis hier, les doigts sont à demi étendus et commencent à se mouvoir; même état des jambes — Op. 0 gr. 15; une portion.

Le 21. Le mouvement des mains revient; pas de douleurs, apyrexie, selles naturelles, pas de crampes. — Bain de vapeurs; extrait d'opium 0 gr. 10, une portion.

Le 26. Les trois derniers doigts de la main droite sont fléchis, l'index gauche est étendu et sa première articulation ne joue pas. — Même traitement.

Le 29. Les doigts se meuvent, mais ils ne peuvent s'étendre complétement; faiblesse dans les mains, éblouissements. — Deux portions.

Le 5 février. Tous les mouvements sont libres; sorti le même jour.

*Tempérament.* — Nous ne saurions préciser l'action des tempéraments sur une maladie que l'on rencontre chez des enfants à constitution délicate et affaiblie, chez des femmes nerveuses, irritables, hystériques (obs. 18), chez des hommes enfin qui ont toutes les apparences de la pléthore et de la santé la plus robuste (obs. 2).

*Dentition.* — Tonnelé (*loc. cit.*) a le premier signalé la coïncidence de la tétanie et du travail de la dentition; l'enfant est, dans ces circonstances, tellement sujet aux convulsions, que l'on s'explique la possibilité de cette dernière cause.

*Menstruation, puerpéralité.* — Le même auteur parle de deux jeunes filles qui furent prises de contractures à l'époque de la puberté, et chez lesquelles l'apparition des menstrues suspendit ces phénomènes. On a vu plusieurs fois la suppression des règles marquer le début de l'affection, et leur retour annoncer son déclin; l'écoulement des lochies chez les nouvelles accouchées peut être modifié dans le même sens (obs. 14). M. Delpech a beaucoup insisté sur les prédispositions inhérentes à l'état puerpéral; la grossesse elle-même, l'accouchement, et surtout la lactation, constituent chez les femmes autant de conditions qui semblent faire appel aux spasmes (obs. 6, 14, 20); il en est qui ne peuvent échapper à cette influence, à chacune de leurs gestations : ainsi la *Gaz. med. italiana* (1) mentionne un cas dans lequel, pendant cinq allaitements successifs, la femme fut atteinte de contractures des extrêmités inférieures; sitôt qu'elle cessait d'allaiter, elle se portait à merveille.

*Fièvres éruptives.* — Dans le cours ou la convalescence des fièvres éruptives (rougeole, variole), on a bien noté quelques exemples de tétanie (obs. 5), mais le nombre en est tellement restreint qu'on ne saurait voir là autre chose qu'une simple coïncidence. Réciproquement, la tétanie peut se compliquer d'une fièvre éruptive, et alors, tantôt elle cesse momentanément pour reparaître ensuite (obs. 13), tantôt au contraire elle augmente d'intensité (Murdoch).

*Choléra et fièvre typhoïde.* — Trousseau considérait la diarrhée comme cause fréquente des contractures; dans son service à l'hôpital Saint-Antoine, Aran (2) put en compter 12 cas, pendant une épidémie de fièvre typhoïde. Le choléra de 1854 fournit l'occasion de constater ces mêmes épiphénomènes, nous reproduirons à ce sujet l'observation suivante; le malade, qui avait eu déjà plusieurs attaques de rhumatisme, était convalescent du choléra, quand il fut pris d'une flexion spasmodique des deux mains.

(1) *Gaz. med. Italiana.* Cit. in Half-Yearly abstract of the Medical sciences. Vol. X X, 1854, p. 52.

(2) *Loc. cit.*

### Observation IX.

Contracture rhumatismale des membres supérieurs, pendant la convalescence d'une atteinte cholérique, par le Dr Larquet (Gazette des Hôpitaux ; 1856, n° 76).

Le nommé D...., de la Neuville-les-Warigny (Ardennes), âgé de 25 ans, est d'un tempérament lymphatique. Né d'une mère épileptique, il n'a néanmoins jamais éprouvé d'accidents nerveux. La profession de marchand ambulant l'oblige à passer souvent les nuits dans une voiture qu'une simple toile protége contre l'intempérie des saisons. Il habite ordinairement au bord de l'eau une maison froide et humide, et depuis l'âge de 20 ans il a eu plusieurs attaques de rhumatisme articulaire aigu.

Le 26 septembre 1854, pendant la meurtrière épidémie de choléra, à l'occasion de laquelle il avait été envoyé en mission, M. Larquet fut appelé auprès de D.... qu'il savait être en pleine convalescence d'un choléra assez intense, et chez lequel l'appétit et les forces étaient en partie revenus. Voici ce qu'il constata : les deux mains étaient dans la flexion, les avant-bras dans l'extension, les doigts fortement contractés l'un contre l'autre, le pouce appliqué contre la face palmaire des autres doigts. Cet état, qui avait été précédé de fourmillements et de picotements, durait depuis cinq heures ; il avait soudainement débuté. Le malade ressentait une sensation pénible de froid, bien qu'au toucher il n'y eût pas un abaissement sensible de température. Le pouls était large, dur et fréquent. Le moral de D..... était très-affecté, ces contractures avaient jeté l'effroi dans son esprit.

Les inhalations d'éther, les frictions avec l'essence de térébenthine n'amenèrent aucune amélioration ; mais une saignée du bras de 500 grammes fit disparaître jusqu'à la plus petite trace de la maladie, qui depuis n'a pas récidivé.

*Professions.* — Murdoch avait singulièrement exagéré l'importance étiologique de la fatigue musculaire. Nous répéterons avec M. Corvisart, que, les accidents ne se limitant point aux extrémités supérieures, les professions de tailleur et de cordonnier, bien que figurant pour un tiers dans sa statistique, n'agissent point aussi directement qu'on pourrait le supposer. Chez les femmes et les enfants, on ne saurait enfin invoquer la même origine.

*Constitutions médicales, épidémies.* — En 1846, une épidémie de contractures sévit dans les prisons de la Belgique (1); nous avons vu qu'elle se montra sous des apparences diverses, les contractions étaient, suivant les individus et les localités, ou permanentes, ou brusques, convulsives, passagères : à la même époque la tétanie était devenue plus commune à Paris. Le Dr Crisanto Zuradelli (*loc. cit.*) a de même décrit une variété de contractures envahissant les membres supérieurs, et se rencontrant sous forme d'une véritable endémie, dans certaines contrées où règnent habituellement les affections rhumatismales. Enfin, l'influence des saisons paraît être considérable, puisque c'est presque uniquement dans les mois de février et de mars, de décembre et de janvier que la maladie a été signalée.

*Froid.* — Le refroidissement est la cause qui semble la plus puissante et la moins contestable : elle a suffi, le plus souvent, pour rappeler les spasmes chez des personnes qui en avaient déjà été affectées. On a voulu expliquer la prédisposition propre aux nourrices, par leur impressionnabilité plus grande, vis-à-vis des agents extérieurs. Parmi les observations où le froid a eu une certaine part (obs. 4, 2, 19, 24, etc.), celle-ci est une des plus probantes.

(1) *Gazette médicale*, 1846.

### Observation X.

(Extrait de la discussion à la Société médicale des hôpitaux; 1855, p. 413).

Contracture des extrémités, consécutive à l'impression du froid. — Guérison rapide ; par M. Lasègue.

Un enfant de 10 à 12 ans, peu vêtu, était dans un bal où il avait très-chaud ; pris d'un besoin pressant, il descend dans la rue, tout en sueur. La température était froide, il fut pris tout à coups de contracture très-douloureuse : les pieds, les mains furent atteints, l'enfant poussait des cris de douleur; l'accès dura pendant quatre ou cinq heures, fut accompagné de réaction assez vive, et le lendemain, la contracture avait disparu.

## ANATOMIE PATHOLOGIQUE.

Dans une affection qui n'est pas ordinairement mortelle, on comprend que, faute de recherches nécroscopiques suffisantes, l'étude des lésions anatomiques soit fort peu avancée ; le petit nombre d'autopsies qui ont été faites se rapporte, soit à des cas où la contracture s'est généralisée et s'est étendue à la glotte et au diaphragme, soit à ces spasmes secondaires, qui surviennent chez des enfants ou même des adultes, déjà atteints de maladies dont l'issue devient fatale : et encore. dans ces dernières circonstances, une altération quelconque eût-elle été bien constatée, il resterait toujours à savoir si elle est le résultat de la contracture, ou de l'état morbide préexistant.

Tonnelé, dans les cinq observations, suivies d'autopsies, qu'il nous a laissées, note une légère infiltration du tissu cellulaire qui entoure les méninges rachidiennes, un peu de sérosité dans les ventricules, et une rougeur peu intense de la dure-mère cérébrale, puis il se résume en ces termes : « Quelque attention que nous ayons apportée pans l'examen du cerveau, de la moelle et même des principaux nerfs, nous n'avons pu saisir aucun caractère anatomique de quelque valeur. »

De la Berge donne, dans son mémoire, les résultats de deux autopsies ; l'une est d'autant plus concluante en faveur d'une méningite tuberculeuse, que, de l'aveu de l'auteur lui-même, elle s'accorde parfaitement avec les phénomènes cérébraux observés pendant la vie ; la seconde, relative à un enfant de 18 mois, est complétement négative.

Dans la *Gazette des hôpitaux* de 1837 (n^os 56 et 57), se trouvent consignés plusieurs faits de contractures : ceux qui se terminèrent par la mort n'offraient aucune lésion, sauf un peu de congestion dans les centres nerveux.

M. Imbert-Gourbeyre rend compte dans sa thèse d'une autopsie qu'il a pratiquée chez un jeune homme de 21 ans ; les spasmes étaient généralisés, et le diaphragme lui-même contracturé, car à la difficulté de la respiration se joignait l'oppression épigastrique ; une rougeole maligne survint et des accidents cérébraux emportèrent le malade. L'ouverture du crâne montra une injection très-marquée de la surface convexe du cerveau. Sur la dure-mère rachidienne, existait une plaque rosée, diffuse, au niveau du renflement brachial ; cette même coloration se reproduisait au niveau du renflement lombaire : chaque ouverture de la dure-mère était cernée par une auréole rougeâtre, qui se prolongeait sur les nerfs rachidiens même. Au-dessous du névrilème, il y avait un ramollissement notable de la pulpe ; la substance grise était ecchymotique par places. Toute la queue de cheval formait une touffe rosée, le nerf sciatique droit présentait à son origine une ecchymose, son névrilème était injecté, de même que le névrilème du sciatique gauche. Dans les branches nerveuses des plexus brachiaux, et les névrilèmes de leurs filaments, les altérations étaient identiques.—Telles sont les lésions qu'a constatées M. Imbert. Tout en reconnaissant que quelques-unes d'entre elles, la congestion du cerveau par exemple, peuvent appartenir à la fièvre éruptive, nous pensons qu'il est logique d'admettre une relation entre les phénomènes de contractures et les modifications pathologiques de la moelle, de ses enveloppes, et des principaux troncs nerveux. Il est regrettable toutefois que l'examen des nerfs n'ait pas été poursuivi dans toute la longueur des membres.

M. le professeur Bouillaud (1), à propos de l'observation 3, a fait un exposé anatomo-pathologique, qui ne diffère pas sensiblement du précédent. Il s'agissait également de contractions générales tétaniformes, chez un jeune garçon de 16 ans, qui succomba dans un accès de spasme glottique. Aprés avoir signalé un épanchement purulent du péricarde, une congestion hypostatique des deux poumons et une teinte rosée de la substance grise cérébrale, M. Bouillaud mentionne une injection assez considérable dans la dure-mère rachidienne, sur les deux faces de la moelle, surtout la postérieure, et enfin dans les cordons nerveux de la queue de cheval. Quant à la moelle, elle avait augmenté de consistance dans ses faisceaux antérieurs, sauf à la région cervicale, où existait une petite portion ramollie.

M. Grisolle a eu l'occasion de vérifier cette diffluence de la moelle, mais elle n'était pas aussi circonscrite et s'étendait à une partie de l'axe médullaire (2). Elle était au contraire limitée exclusivement aux pyramides anté-

(1) Traité des maladies du cœur, t. I.
(2) Pathologie interne, t. II, art. *Contracture des extrémités.*

rieures du bulbe, dans un cas observé par M. Potain à l'hôpital Necker. Enfin Rostan a trouvé deux fois un ramollissement de la moelle cervicale; il n'a point formulé à cet égard une opinion bien arrêtée : l'intermittence des contractures s'expliquerait dans son esprit par une congestion passagère de la moelle, leur persistance par une altération quelconque de plus longue durée (1).

Dans un article publié en 1865 dans la *Gazette hebdomadaire*, M. Charcot a décrit l'état anatomique de la moelle chez une vieille femme dont les quatre membres étaient contracturés. C'était une sclérose fasciculée primitive des deux cordons latéraux, qui s'étendait de la région cervicale à la région lombaire : « Plusieurs des racines antérieures étaient atrophiées, tandis que les racines postérieures étaient à l'état normal. Les caractères de la sclérose étaient très-nets : aspect gris, demi-transparent, gélatineux, consistance plus ferme, infiltration de la substance nerveuse par une matière amorphe, transparente, et parsemée de noyaux de tissu conjonctif et de corpuscules amyloïdes, enfin atrophie des tubes nerveux qui offraient une série de dilatations et d'étranglements. La substance grise, les cellules nerveuses étaient intactes. » La femme qui est le sujet de cette observation avait présenté autrefois des accès d'hystérie convulsive, et le début de ses contractures remontait à neuf années. Ces renseignements cliniques ne permettent pas, on le conçoit, d'appliquer à la tétanie, affection essentiellement aiguë et mobile, les lésions médullaires qui viennent d'être indiquées.

Nous ferons la même remarque à propos de ces ra-

(3) *France médicale*; 1855, n° 9.

mollissements plus ou moins circonscrits de la moelle qui peuvent même aller jusqu'à la perte de substance (obs. 3). Ne serait-il pas irrationnel de supposer qu'à des altérations aussi profondes puissent correspondre des symptômes aussi peu durables? Nous apprécierons d'une tout autre manière l'injection des méninges rachidiennes, de la moelle, des cordons de la queue de cheval, des sciatiques et des plexus brachiaux. Ce sont là, avec ces congestions des organes thoraciques qui tiennent à l'asphyxie amenée par les spasmes de la glotte ou du diaphragme, les seuls caractères anatomo-pathologiques qu'on doive jusqu'à présent reconnaître à la contracture essentielle.

Si maintenant, puisque les documents dont nous pouvons disposer sont insuffisants, nous analysons tour à tour les différents organes susceptibles d'être intéressés, nous dirons avec M. Delpech que l'intervention du cerveau non-seulement n'est pas nécessaire dans la production de désordres musculaires que l'on peut développer artificiellement en agissant sur les nerfs, mais que de plus, elle est incompatible avec cette absence de troubles cérébraux qui est constante dans la tétanie. Contrairement à Murdoch et à De la Berge, nous ne regarderons pas le muscle comme l'agent des spasmes prolongés dont il est le siége, c'est une propriété qu'aucune transformation morbide ne saurait lui communiquer. Est-ce donc dans la moelle ou les nerfs qu'il faut chercher l'origine de la contracture? C'est à la moelle uniquement, selon M. Rabaud, qu'appartient ce rôle pathologique et il arrive à cette conclusion, en se fondant sur ce que *les contractures symptomatiques débutent toujours dans les muscles animés par les nerfs des extrémités.* Si cette loi est vraie, l'interprétation en est fausse, et en effet, une tumeur située sur un trajet nerveux peut très-bien se révéler aussi par des modifications du côté de la sensibilité et du mouvement perceptibles seulement dans les filets périphériques. Un autre argument bien plus puissant, et que nous empruntons à l'excellent travail de M. Delpech, plaide en faveur des nerfs, considérés comme cause anatomique de la tétanie ; nous voulons parler de la douleur que provoque leur compression et de la localisation des phénomènes aux groupes de muscles qu'ils commandent. Cette dernière opinion est celle du reste vers laquelle inclinait M. le professeur Cruveilhier, relativement à un cas observé dans son service (obs. 2). Niemeyer (1) croit également à une légère altération des nerfs ou de leur névrilème. Quant à la moelle et à ses membranes, dont l'une se continue avec le névrilème, ne peuvent-elles pas, consécutivement par voie de propagation ou autrement, participer au travail morbide, quel qu'il soit, et n'est-ce pas alors que les spasmes se généralysent et atteignent la glotte et le diaphragme? Une congestion passagère expliquerait assez bien la fugacité des accidents, mais pourquoi cette congestion a-t-elle autant de tendance à se répéter quand elle s'est manifestée une première fois, pourquoi, en un mot, les récidives sont-elles aussi fréquentes? La nature de la maladie pourra nous éclairer à ce sujet.

## NATURE.

Les circonstances dans lesquelles naît le plus souvent la contracture essentielle, la marche qu'elle suit, certains caractères qu'elle présente dans son cours, le mode de

(1) Eléments de pathologie interne, t. II, p. 352.

traitement qu'on lui oppose avec le plus de succès, suffiraient largement pour autoriser au moins un rapprochement avec le rhumatisme, si des phénomènes rhumatismaux ne venaient de leur côté, soit par leur présence antérieure, soit par leur coïncidence, soit par une apparition plus tardive, démasquer la nature de l'affection.

Nous avons vu que le froid était la cause la plus directe et la plus commune des spasmes idiopathiques; l'humidité, les saisons froides, le passage brusque d'une température à une autre, le séjour dans un logement malsain ont en effet une influence qui n'est pas douteuse; le rhumatisme survient dans ces mêmes conditions, elles ne sont d'ailleurs, pas plus que dans la tétanie, nécessaires à son développement. Selon Hoffmann (1), les évacuations abondantes prédisposeraient aux atteintes rhumatismales; si cette assertion est loin d'être démontrée, néanmoins on s'accorde généralement à regarder toutes les causes de débilitation comme pouvant agir, en rendant l'organisme plus accessible aux refroidissements : la diarrhée, ainsi que nous l'avons dit, entre également pour une grande part dans l'étiologie des contractures. L'âge ne semble pas devoir se prêter à la comparaison de deux états morbides, dont l'un appartient surtout à l'adulte, et même au-dessous de 4 ans serait excessivement rare (Rilliet et Barthez), tandis que l'autre est au contraire fréquent de 2 à 3 ans, d'après la statistique des mêmes auteurs : mais nous ferons remarquer que, si les spasmes s'observent souvent à cette période peu avancée de la vie, on les retrouve non moins communément de 13 à 25 ans, car il faut savoir que la puerpéralité accroît dans une certaine mesure la proportion de ces derniers

(1) *Opera medica.*

chiffres. Et d'ailleurs ne conçoit-on pas qu'une affection quelconque, susceptible de se produire sous forme d'accidents nerveux, revête chez l'enfant presque exclusivement ces apparences? Des épidémies de rhumatismes ont été signalées, Stoll en fait mention dans sa *Médecine pratique:* en 1846, la contracture prit ce caractère d'envahissement dans les prisons de la Belgique; elle était endémique, suivant la relation communiquée par le Dr Crizanto-Zuradelli, et régnait dans les contrées où le rhumatisme sévissait habituellement.

La marche de ces deux maladies ne serait assimilable, pour M. Rabaud, que lorsque la contracture est due à l'action du froid sur les enveloppes de la moelle; «c'est alors qu'on observe l'œdème, la tuméfaction, une douleur tensive et une fièvre intense; loin d'être intermittente, elle dure de cinq à huit jours, et passe par les deux phases successives d'augmentation et de décroissance.» M. Rabaud avait à tort choisi pour type de comparaison l'attaque complète de rhumatisme articulaire aigu, quand il écrivait ce qui précède; dans le rhumatisme musculaire il n'y a ni gonflement bien marqué, ni fièvre, ni continuité des symptômes; la douleur est l'élément principal, la mobilité est l'attribut le plus saillant, absolument comme dans la contracture, et cependant le rhumatisme n'est pas contestable. Les rechutes sont à craindre dans la tétanie, les récidives sont la règle, on a pu en compter jusqu'à dix (obs. 2), le rhumatisme se comporte-t-il autrement? Les transpirations abondantes, ou encore un certain degré de moiteur de la peau se rencontrent également dans les deux affections. M. le professeur Lasègue (1) a enfin indiqué certaines éruptions comme pou-

(1) *Bulletins de la Société médic. des hopit.*, 1855, *loc. cit.*

vant accompagner les spasmes idiopathiques; dans le rhumatisme aussi nous trouvons des érythèmes au pourtour des articulations.

Quant au chapitre du traitement, que nous n'avons pas abordé jusqu'à présent, il révélera, ainsi que nous le verrons, de nouveaux points de contact entre le rhumatisme et la contracture : ce sont les mêmes médications, auxquelles on s'adresse dans les deux cas. Cette analogie de résultats thérapeutiques est encore favorable à l'opinion que nous défendons.

Tout en accordant une grande valeur à ces rapprochements, qui nous paraissent fondés sur une appréciation exacte des phénomènes, nous croyons utile de leur adjoindre l'énumération de quelques faits cliniques, qui ne feront d'ailleurs que les confirmer. Le gonflement, la rougeur des articulations existaient bien nettement dans l'observation 15; il y avait en outre épanchement intra-articulaire dans les observations 7 et 17, M. Fleurot ne pouvait donc s'appuyer sur l'absence de lésions des séreuses, pour nier le rhumatisme; cette preuve négative, qu'il semble regarder comme très-concluante, lui fait complétement défaut. Au lieu de coïncider avec la contracture, ces accidents qui ont les jointures pour siége et qui constituent une attaque rhumatismale, peuvent se retrouver dans les antécédents des malades (obs. 9); parfois ils sont plus légers, moins prononcés, ce sont de simples douleurs rhumatoïdes (obs. 6, 8, 20); on les a vus manquer chez des individus dont le père et la mère étaient d'ailleurs rhumatisants. Dans d'autres circonstances, les spasmes précèdent la manifestation articulaire qui vient alors éclairer sur leur nature : j'emprunte à une leçon clinique de mon excellent maître, M. Moutard-Martin, que mon ami et collègue, M. Lolliot, a bien voulu me communiquer, les détails de l'observation qui va suivre; M. Moutard-Martin avait diagnostiqué une contracture rhumatismale, en raison du début et de la cause; une double arthrite survint dans les genoux au bout de plusieurs jours, et le diagnostic fut vérifié.

### Observation XI.

Contracture rhumatismale à peu près généralisée, ayant débuté par les muscles de l'abdomen. — Rhumatisme articulaire consécutif. — Guérison.

Un jeune homme de 21 ans, peintre en bâtiments, qui a déjà été cinq fois atteint de coliques de plomb, après avoir passé toute une nuit à travailler, contracte un refroidissement, et ressent un frisson des plus marqués; la nuit suivante il est tout à coup réveillé par des douleurs abdominales extrêmement fortes, et le lendemain matin, il s'y joint des crampes dans les jambes et les bras, qui l'amènent à l'hôpital.

Il se présente, à la visite, dans l'état suivant :

Traits crispés, teint légèrement plombé sans liséré des gencives, pas de fièvre, pas de paralysie des extenseurs.

Il se tient assis dans son lit, le dos appuyé sur des coussins.

Les doigts de chaque main sont roides, et demeurent contracturés passagèrement, au point que par moments il est impossible de les allonger.

Mêmes phénomènes du côté des extrémités inférieures.

Les douleurs abdominales ne laissent aucun repos au malade; le ventre est dur, tendu; les muscles de la paroi sont contracturés à un degré extrême.

Les saillies musculaires de la cage thoracique sont de même beaucoup plus accentuées par intervalles et révèlent une contracture passagère des parois costales.

Ces accidents du côté de l'abdomen et du thorax disparurent promptement, mais, trois semaines après le début de la maladie, la flexion spasmodique des doigts et des orteils durait encore, et M. Moutard-Martin craignait qu'elle ne s'établît d'une manière permanente.

A cette époque, survint une attaque de rhumatisme articulaire aigu, et les deux genoux furent successivement le siége d'un épanchement considérable.

Le malade guérit complétement et de son rhumatisme articulaire et de sa contracture, sous l'influence des diaphorétiques et des bains de vapeurs.

Des troubles cardiaques, tantôt isolés, tantôt réunis aux phénomènes articulaires que nous venons de signaler, coexistent quelquefois avec la tétanie. Un bruit de souffle s'entendait à la base et à la pointe du cœur dans l'observation 17. M. Barthez racontait (1) à la Société médicale des hôpitaux, en 1855, qu'un enfant atteint de contractures générales éprouvait pendant les accès des palpitations; « les battements étaient, dit-il, inégaux, tumultueux, comme si le cœur subissait un certain degré de convulsion; après la cessation des contractures, ils redevenaient parfaitement naturels. » Cette même inégalité des battements a été notée dans l'observation 23, en l'absence de douleurs rhumatismales. L'observation 3 mentionne uniquement des palpitations, et l'autopsie fit découvrir une collection de pus dans le péricarde.

Tels sont, du côté des organes sur lesquels retentit principalement le rhumatisme, les divers symptômes qui trahissent l'origine de la contracture. Mais le rhumatisme peut se révéler sous d'autres formes; il engendre des paralysies, et nous avons vu que les spasmes et la paralysie s'associaient assez fréquemment; il a sur le développement de la chorée une influence que, depuis les travaux de M. le professeur Sée (2), personne ne met plus en doute aujourd'hui, et la contracture offre des relations

(1) *Bulletins de la Société*, etc., p. 56?.

(2) De la Chorée et des affections nerveuses en général, 1851.

tellement intimes avec la chorée, qu'elles sont susceptibles de se transformer l'une dans l'autre ; l'observation suivante que nous empruntons à l'excellent mémoire de M. Sée, est d'ailleurs citée par l'auteur lui-même (page 52) comme exemple de l'action du rhumatisme sur les deux maladies.

### Observation XII.

Joseph Allouvin, âgé de deux ans, a été pris, il y a six mois, de contractures dans les mains ; la sœur de cet enfant est atteinte de chorée ; ces contractures qui ont cédé spontanément sont revenues ensuite à plusieurs reprises avec du gonflement, des douleurs vives aux mains, et un léger mouvement fébrile.

Si donc nous étudions la tétanie en elle-même, nous la voyons se comporter comme un phénomène rhumatismal ; si nous l'envisageons dans les rapports qu'elle présente avec d'autres états morbides, nous la trouvons unie par des liens plus ou moins apparents à des accidents franchement rhumatismaux ; elle ne peut être dès lors autre chose qu'une manifestation de même nature. Les altérations articulaires ou cardiaques étant loin d'être constantes, cette conclusion pourra paraître un peu trop générale, mais pourquoi la contracture ne serait-elle pas dans certains cas la première, sinon l'unique expression du rhumatisme ?

En nous appuyant sur l'autorité de Trousseau et de MM. Rilliet et Barthez, qui regardent la contracture idiopathique comme une *névrose rhumatismale*, en nous basant sur toutes les considérations qui précèdent, et que M. Delpech a fait ressortir dans sa thèse, nous ne nous contenterons pas de dire avec M. Corvisart : « Le rhumatisme surtout se rapproche de la manière d'être de la tétanie, » nous irons plus loin, et nous réunirons les deux affections sous le même titre; ce qu'il nous reste à ajouter sur le tétanos rhumatismal ne fera du reste que mettre plus en évidence leur identité.

On se fonde ordinairement, pour établir le diagnostic différentiel des spasmes essentiels et du tétanos, sur le siége primitif de la contraction qui commence par les mâchoires et les muscles du cou dans celui-ci, et contrairement aux premiers, ne gagne que plus tard les extrémités, en second lieu sur la fréquence des récidives d'un côté, et leur absence de l'autre, enfin sur l'innocuité presque constante des spasmes, le tétanos étant d'ailleurs le plus souvent mortel. Il est des faits qui démontrent que la contracture essentielle ne débute pas toujours par les extrémités, elle s'est portée d'abord sur les muscles de l'abdomen dans l'observation 11, et consécutivement sur les muscles des membres. D'autre part, le tétanos peut se généraliser d'emblée, et alors la roideur des masséters ne peut être invoquée comme signe initial : le malade qui fait le sujet de l'observation 25, après être resté couché sur le sol humide, éprouve des douleurs dans le cou qu'il ne peut mouvoir et s'aperçoit, en voulant se lever, que ses jambes manquent de souplesse; il se met en chemin, et bientôt il tombe dans un état tétanique complet. Il guérit en quelques jours de cette première atteinte, il guérit de même de deux récidives, qui survinrent peu de temps après. S'agit-il là de tétanos, ou de tétanie (forme grave)? Nous poserons la même question à propos de l'observation 24.

On s'explique ainsi que beaucoup de faits du même genre aient été relatés, sans qu'il ait été possible de dire si l'on avait affaire au tétanos ou à la contracture essentielle : c'est qu'entre la contracture des extrémités généralisée, et le tétanos rhumatismal, qui ne peut être assimilé au tétanos traumatique, dont il ne semble pas avoir toute la gravité, il n'existe pas de différence qui permette de les distinguer ; ces deux affections n'en font absolument qu'une seule, ce qui justifie l'expression adoptée par M. Corvisart, et ce qui vient fournir un argument de plus en faveur de la nature rhumatismale de la tétanie.

### PRONOSTIC.

La contracture essentielle est une affection qui guérit constamment chez l'adulte, toutes les fois que les membres seuls sont intéressés. Il est vrai que le dégagement complet des parties affectées peut se faire longtemps attendre, et qu'il en résulte alors pendant des mois entiers une difficulté plus ou moins absolue dans l'exécution de certains mouvements, dont la privation prolongée constitue une véritable infirmité ; ainsi l'observation 18 a trait à une malade, dont le bras gauche, au bout de deux mois, ne pouvait encore effectuer que l'élévation en masse. La paralysie, lorsqu'elle vient s'ajouter aux spasmes, est une condition également fâcheuse, en ce que, par sa durée, elle peut conduire à une atrophie partielle, mais cette conséquence est heureusement fort rare. M. Moutard-Martin, dans une de ses leçons cliniques, après avoir insisté, à propos du jeune homme qui fait le sujet de l'observation 11, sur la ténacité de la flexion des doigts et orteils, qui lui faisait craindre une déformation permanente, envisageait le pronostic au point de vue d'autres accidents qu'il est facile de prévoir pour la suite ; la contracture étant en effet une manifestation rhumatismale, appelle tôt ou tard des phénomènes articulaires ;

elle n'est donc pas dépourvue de toute gravité, en raison de la répétition possible de ces derniers phénomènes, qui est chose commune dans le rhumatisme. Il est encore un élément dont il faut tenir compte, ce sont ces récidives, que ramènent si souvent les saisons froides, et à l'abri desquelles ne sauraient toujours mettre les précautions hygiéniques les plus sévères. Chez certaines femmes, les récidives se comptent par le nombre de grossesses, il en est d'autres chez qui l'allaitement agit dans le même sens.

Quant à la forme tétanique, elle est d'autant plus à redouter, qu'elle succède presque toujours à la contracture bénigne des extrémités, et que rien, dans les caractères de celle-ci, ne paraît autoriser formellement le médecin à se tenir sur ses gardes. Elle n'est pas, d'ailleurs, ordinairement mortelle, et cette terminaison n'est réellement à craindre, que dans les cas où les spasmes s'étendent jusqu'à la glotte et au diaphragme; alors plus les accès se répètent, et plus ces chances fâcheuses augmentent.

Nous avons considéré jusqu'à présent la tétanie, indépendamment des maladies qui la compliquent, ou qu'elle vient compliquer. Si des fièvres éruptives ont amoindri ou suspendu les spasmes, leur action n'a été que momentanée. Chez les enfants, où la contracture est si souvent secondaire, elle n'a aucun retentissement sur l'affection primitive qui poursuit son cours habituel. Aran, dans cette épidémie, qui se déclara dans ses salles, consécutivement à la fièvre typhoïde, n'a pas constaté d'influence réciproque. Est-il besoin d'ajouter que, lorsque les enfants succombent, c'est presque toujours par le progrès des lésions antérieures (pneumonie, entérite, etc.)? Enfin les convulsions éclamptiques doivent également figurer au nombre des accidents qui peuvent enlever subitement les jeunes malades.

### TRAITEMENT.

Des médications bien différentes ont été dirigées contre la contracture; il serait difficile de les juger, car d'un côté l'issue en est presque toujours heureuse, elle peut guérir sans l'intervention du médecin, et d'autre part, sa durée est tellement variable, suivant les individus, suivant les conditions dans lesquelles elle se développe, qu'on ne saurait rapporter à coup sûr au traitement la prompte disparition des spasmes dans un cas donné. C'est dans ces affections spontanément curables, qu'on a de tout temps proposé une foule de moyens thérapeutiques, en leur accordant les avantages d'une terminaison à laquelle ils n'ont aucunement concouru. Nous ne voulons pas dire pourtant que généralement il faille rester simplement spectateur des phénomènes auxquels on assiste; si l'expectation a quelquefois suffi (obs. 14), on ne peut en faire une ligne habituelle de conduite. Il est des exemples manifestes où des indications bien remplies ont conduit à un soulagement immédiat, alors que des accidents, qui remontaient à une époque déjà éloignée, persistaient avec la même intensité par suite de la négligence des malades.

Nous examinerons les diverses médications employées et nous déduirons de cette analyse le traitement qui nous semble le plus rationnel.

La saignée a été fortement préconisée; on luttait par elle contre cette réaction inflammatoire qui accompagne ou suit les spasmes, et se traduit par la rougeur de la face, la plénitude du pouls, les congestions locales. On s'empressait de la répéter chaque fois que ces derniers signes, par leur réapparition, semblaient la nécessiter; la présence d'une grande quantité de fibrine dans le sang justifiait d'ailleurs cette prodigalité des émissions sanguines; ajoutez à cela qu'un certain degré d'amélioration, accusé par le malade, en était presque toujours la conséquence immédiate; c'était un motif bien plausible pour y revenir souvent. Le rhumatisme articulaire ne se comporte pas autrement; il faut bien encore s'incliner devant cette analogie de résultats, dus à un même agent modificateur, dans le rhumatisme et la contracture.

Les bains peuvent avoir une action très-efficace; ils amènent une détente salutaire dans les parties rigides et douloureuses; toutefois, la susceptibilité des malades devra être préalablement consultée, car il en est qui ne peuvent les supporter sans éprouver une aggravation de leur mal. La température qui convient ne sera pas la même dans tous les cas, il faudra savoir la varier suivant les individus; ainsi, nous avons vu plus haut que l'eau froide déterminait parfois une suspension complète des spasmes, et qu'il suffisait de cesser l'immersion pour les faire renaître aussitôt : les affusions froides seront donc applicables, s'il y a lieu, mais nous recommanderons avant tout les douches et les bains de vapeurs, dont l'utilité est incontestable. L'emploi de l'hydrothérapie sera enfin entouré de tous les soins nécessaires pour éviter les refroidissements, qui sont autant de causes de rechutes et d'exacerbations (obs. 3).

Les diaphorétiques étaient, dès 1832, conseillés par Guersant (1); ils trouvent bien leur place en effet, et les

(1) *Gazette médicale*, 1832.

diurétiques avec eux, dans une affection où l'élément rhumatismal prédomine si souvent.

Le snlfate de quinine est doublement indiqué dans la contracture essentielle. Il peut agir d'abord comme antipériodique, alors qu'elle a été précédée ou qu'elle s'accompagne d'accès de fièvre intermittente bien tranchés, dans les cas encore où les phénomènes convulsifs sont eux-mêmes intermittents, en supposant que cette intermittence puisse exister. A un second point de vue, il a la même efficacité que dans le rhumatisme. Trousseau en était très-partisan, et il le donnait chaque fois que l'état des voies digestives le permettait.

On combattra l'embarras gastro-intestinal par des purgatifs répétés, qui lutteront en même temps à titre d'antiphlogistiques. La médication vomitive a été vantée par MM. Gueneau de Mussy et Tessier, qui en ont retiré d'excellents effets.

Les stupéfiants ont été dirigés contre la douleur inhérente aux spasmes; l'extrait d'opium à l'intérieur, les vésicatoires morphinés sur les parties où la sensibilité est exagérée, le laudanum en applications externes, l'extrait de belladone en pommade, en liniments, telles sont les formes médicamenteuses auxquelles on a le plus souvent recours.

Dans le même but, les anesthésiques ont été mis à contribution. Les inhalations d'éther, de chloroforme ont été tour à tour essayées. Ces dernières ont été différemment appréciées; M. Bouvier (1) prétend qu'elles échouent constamment, tandis que M. Grisolle les a employées avec succès (2). Enfin, Aran eut toujours à se louer de l'usage

(1) Société de chirurgie (*Union médic.*, 1860, p. 397).
(2) *Gazette des hopit.*, 1852.

du chloroforme ; nous ne saurions mieux faire que de citer à ce sujet un passage où il a longuement traité la question (1) : «Il reste à savoir quel est des deux modes d'administration du chloroforme, les applications extérieures, ou l'ingestion par la bouche, celui auquel il faut rapporter la plus grande part dans le succès, ou si tous les deux ont contribué au soulagement et à la guérison. Quelques essais tentés, mais il faut l'avouer, sans grande suite, et avec beaucoup de réserve, m'avaient bien fait voir les bons résultats que l'on pouvait attendre des applications topiques du chloroforme sur les muscles contracturés, mais l'amélioration avait été momentanée, et je me demande par conséquent si, tout en accordant aux applications externes une très-grande part dans le soulagement obtenu, il ne faut pas faire honneur de la guérison définitive à l'ingestion du chloroforme à une dose un peu élevée. J'ai fait cesser si souvent des phénomènes spasmodiques par le chloroforme administré à l'intérieur, qu'il m'est impossible de ne rien accorder dans le succès à une médication qui a triomphé entre mes mains des phénomènes spasmodiques de la colique de plomb, etc.

«Quant à l'emploi topique du chloroforme, il ne faut pas oublier que le chloroforme a une action très-agressive sur la peau, et que par conséquent chez les personnes à peau fine et délicate, il ne faut pas employer une trop grande quantité de ce liquide. Un linge fin et simple, imprégné de chloroforme, suffit très-bien, et il n'est même pas nécessaire que le linge soit imprégné partout, mais seulement dans la partie qui se trouve en rapport avec les muscles contracturés. Je me demande encore

(1) Aran, *Bulletin de thérapeut.*, mars 1860.

jusqu'à quel point, chez les femmes à peau très-fine et délicate, il n'y aurait pas avantage à mélanger le chloroforme à parties égales ou au double de son poids d'huile d'amandes douces ou d'huile de camomille camphrée. Dans tous les cas, le contact du chloroforme doit être assuré par plusieurs tours de bande. Quant à la quantité de chloroforme à donner à l'intérieur, il m'est impossible de rien dire que ce que j'ai déjà constaté dans d'autres circonstances, à savoir : que l'on peut sans inconvénient et sans danger donner de 40 à 50 gouttes de chloroforme dans une potion gommeuse de 125 à 150 grammes, tout au plus déterminerait-on un peu d'ivresse. » (Voir l'observation 19.)

Un article aussi précis laisse entrevoir toute l'importance thérapeutique qu'avait le chloroforme dans l'esprit d'Aran, comme traitement de la contracture, et pourtant il est généralement délaissé; nous ne voyons pas pourquoi on n'en tenterait pas l'emploi, surtout chez les enfants, qui le supportent avec une facilité étonnante. Mais les inhalations seront formellement proscrites toutes les fois qu'il y aura complication de spasmes du côté de la glotte et du diaphragme; l'hématose est déjà incomplète, il ne faut pas aggraver cet état par une intervention inopportune.

On s'adressera préférablement alors aux antispasmodiques, qui conviennent, du reste, quel que soit le degré de la maladie; le musc en lavement, la valériane, l'oxyde de zinc, etc., pourront rendre quelques services.

Les toniques, associés à un régime fortifiant, constituaient une grande partie de la médication de Guersant; ils entrent en effet pour beaucoup dans la cure d'une affection où, dans l'enfance, la débilité, l'affaiblissement semblent jouer un certain rôle, à titre de causes productrices.

L'administration de la strychnine à doses fractionnées a été suivie de succès entre les mains de M. Moutard-Martin. Nous rapporterons ici ces faits, en raison de l'intérêt qu'ils présentent, comme résultats de la méthode substitutive.

### Observation XIII.

Contracture essentielle; par M. Moutard Martin. (Extraite des Bulletins de la Société médicale, 1855).

Pendant l'hiver de 1854, M. Moutard-Martin, chargé d'un service temporaire à Bicêtre, observa quatre faits de contracture essentielle, développés spontanément sans cause appréciable, chez des jeunes gens de 15 à 20 ans. Trois sont entrés à peu près en même temps ; le même traitement leur fut administré, bains prolongés, saignées; le résultat fut nul. L'un d'eux fut atteint de fièvre intense, et la contracture disparut. Il survint une éruption variolique, et dans la convalescence, la contracture revint comme précédemment. Chez les deux premiers les bains et les saignées restant sans effet, M. Moutard-Martin eut l'idée d'administrer avec précaution la strychnine. Dès les premières doses les contractures disparurent, et au bout de vingt-quatre heures, les malades étaient guéris ; le troisième fut traité de même, lorsque la contracture reparut, et il guérit comme les autres. Sur ces entrefaites un quatrième entra dans les mêmes conditions que les précédents. On administra d'emblée la strychnine, et au bout de trois jours la contracture, qui avait diminué dès les premières doses, disparut pour ne plus revenir.

L'électricité n'a pas été suffisamment expérimentée, pour que nous puissions nous prononcer sur les effets qu'on peut en attendre ; elle sera surtout à essayer, dans le cas où la paralysie se joint à la contracture.

Il nous reste à mentionner enfin ce moyen dérivatif, auquel eut recours M. Vigla contre le spasme diaphragmatique ; l'application à la base de la poitrine de compresses trempées dans l'eau bouillante suffit pour faire immédiatement cesser cet accident, qui ne reparut plus (obs. 5).

Cette multiplicité d'agents plus ou moins actifs, que la thérapeutique offre au médecin, ne fait qu'en rendre le choix plus difficile. En présence d'une contracture essentielle, on instituera un traitement différent, suivant les antécédents, l'aspect général et l'âge de son malade. S'agit-il d'un adulte, chez qui la réaction est vive et la douleur bien marquée, les boissons chaudes, les bains de vapeurs, le sulfate de quinine, les opiacés, seront avantageusement employés ; si au contraire il y a absence de tout mouvement fébrile, si la douleur est peu développée, des bains tièdes, quelques frictions avec un liniment belladoné feront tous les frais de la médication. Quand les spasmes se généraliseront et prendront la *forme tétanique*, on aura recours à l'opium à des doses successivement croissantes, aux injections sous-cutanées de morphine, d'atropine et aux bains de vapeurs fréquemment répétés; on pourra également essayer, comme dans le tétanos, l'extrait de fèves de Calabar ; si la glotte et le diaphragme prennent part aux contractures, les antispasmodiques (musc, oxyde de zinc, etc.) procureront quelque soulagement, on ne renoncera pas enfin complétement aux émissions sanguines, qui, dans ces derniers cas, appliquées à la colonne vertébrale, peuvent être d'une utilité immédiate.

Chez les enfants, on donnera la préférence aux toniques, aux fortifiants, et à des onctions calmantes ou antispasmodiques. Une maladie antérieure quelconque motivera nécessairement des indications spéciales.

En terminant, nous ne saurions trop insister de nouveau sur les conséquences fâcheuses du froid, dont l'influence ressort clairement dans presque toutes nos observations ; des précautions hygiéniques bien suivies pourront mettre à l'abri des récidives, dans une affection, qui pour être ordinairement bénigne, n'en revêt pas moins dans certaines circonstanccs des caractères vraiment inquiétants.

## CONCLUSIONS.

1° La contracture des extrêmités existe à titre d'affection essentielle, c'est-à-dire indépendante de toute lésion cérébro-médullaire primitive, et dans ce cas, elle se présente à nous sous deux formes différentes : tantôt elle reste limitée aux membres, elle est alors bénigne, tantôt elle se propage à tous les muscles, sans épargner le système musculaire de la vie organique ; c'est alors qu'elle emprunte au tétanos son allure et sa gravité.

2° Elle est l'expression de l'influence rhumatismale, de même que les phénomènes articulaires, et le froid, quand il agit, joue le rôle de cause occasionnelle.

3° Elle ne fait qu'une seule et même unité morbide avec le tétanos rhumatismal.

4° Les moyens thérapeutiques, que l'on dirige contre les accidents rhumatismaux (opiacés, bains de vapeurs, etc.), lui conviennent et constituent le meilleur traitement auquel on puisse recourir.

## OBSERVATIONS (1).

### Observation XIV.

Contracture des extrémités supérieures. — Impression du froid. — Gonflement au niveau des métacarpiens. (Thèse de M. Delpech, p. 17.)

Mme F..., âgée de 21 ans, d'un tempérament lymphatico-nerveux, est accouchée il y a trois semaines. L'accouchement a été difficile, mais naturel. Quelques accidents l'ont suivi; Mme F... a été prise de douleurs vulvaires et uréthrales assez vives, de douleurs pelviennes profondes, et d'un catarrhe vesical léger. Ces accidents ont cédé facilement à l'emploi de moyens simples : bains de siége peu prolongés, et d'une température peu élevée, lavements, lotions émollientes et résolutives (décoctions de guimauve, de cerfeuil, de têtes de pavot).

Dix-neuf jours s'étaient écoulés depuis l'accouchement; et Mme F... était en très-bon état; les lochies rouges avaient cessé, elles étaient remplacées par un écoulement blanc peu abondant.

Le vingtième jour (29 septembre), elle sortit en voiture; elle n'éprouva aucune souffrance, et ne ressentit pas les atteintes du froid. Toutefois elle se rappelle très-bien s'être appuyée sur la portière, la glace étant baissée, et avoir fait ainsi un assez long trajet. Le temps était froid pour la saison, et pluvieux. Dès le soir, il survint du mal de tête, des douleurs vagues, de la courbature. Plus tard les douleurs se fixèrent à la partie interne de la jambe droite, exactement vers le point où précédemment la malade avait été saignée, puis elles occupèrent les deux genoux, sans qu'on y remarquât aucun gonflement, aucune rougeur. Enfin, elles remontèrent, comme la malade le disait elle même très-exactement, en occupant la partie antérieure et la partie postérieure des cuisses jusque vers le bassin, où la convergence

(1) Nous avons rassemblé ici un certain nombre d'observations, que nous n'avons pu intercaler dans le texte, parce qu'en raison de l'intérêt qu'elles présentaient à différents points de vue, elles appartenaient à la fois à plusieurs chapitres de notre thèse.

des cordons douloureux vers la colonne vertébrale était manifeste.

Les mouvements des membres inférieurs étaient impossibles. A ces phénomènes se joignirent de la fièvre et de la chaleur.

Le 30 septembre, les douleurs, en paraissant dans les jambes, se développèrent dans les mains. On ne constatait ni gonflement, ni rougeur; les doigts étaient fortement fléchis, et la malade ne pouvait les ouvrir. Elle accusait un sentiment profond de pulsation, la sensibilité était exagérée, et le moindre attouchement déterminait de vives souffrances; de temps en temps des exacerbations se produisaient; d'ailleurs l'intelligence était parfaitement nette, il n'y avait pas la moindre céphalalgie.

La malade se contenta de boire une tisane émolliente.

1er octobre. Un peu de gonflement au niveau des métacarpiens, à la main droite et à la région dorsale. Les articulations ne participent en rien à cette tuméfaction. La contracture a cessé, et les mouvements sont plus libres, mais la douleur, suivant la direction des bras et occupant surtout le côté interne, remonte jusqu'à l'aisselle pour redescendre sur le côté externe du tronc, jusqu'au niveau du sein qu'elle occupe avec violence.

A gauche, la douleur a remonté, puis disparut, lorsqu'elle est arrivée vers le plexus brachial.

Fièvre, chaleur modérée; pas de traitement. Diète.

Le 2. Quelques douleurs dans la partie supérieure des cuisses, sans gonflement. Rien aux membres supérieurs; sensation de picotement le long de la colonne vertébrale et vers la fin de la région dorsale; pulsations sourdes et assez fortes. La malade ne peut se tourner pour dormir sur le côté sans donner lieu à une douleur assez vive, quoique légère encore, pour qu'elle évite avec soin ce mouvement. Moins de fièvre. (Repos au lit; diète; tisane des quatre fleurs.) Le soir du même jour, à quatre heures, retour de douleurs dans tout le bras, l'avant-bras, et la main droite, avec contracture, flexion des doigts et douleurs vives au toucher. A gauche, quelques douleurs vagues sans symptômes locaux appréciables au niveau des jointures. Pas de gonflement sur aucun point, pas de fièvre.

Ces accidents persistent toute la nuit; le matin, les lochies rouges se rétablissent, et les douleurs s'effacent complétement.

Depuis cette époque, jusqu'au 6 octobre, l'écoulement a persisté; aucun accident ne s'est reproduit, Mme F... est restée guérie.

## Observation XV.

Contracture des mains et des pieds. — Rougeur et gonflement. — Fièvre.
(Thèse de M. Rabaud, p. 37.)

Célestine G..., âgée de 13 ans, entre à la salle Sainte-Mathilde, hôpital Sainte-Eugénie, le 9 mars 1855. Constitution assez forte, tempérament lymphatico-sanguin, non réglée, n'a jamais eu de rhumatisme. Il y a trois jours, cette enfant a été prise de céphalalgie, de fièvre, de toux, et de douleur continue dans les poignets et les avant-bras, s'augmentant par la pression ; le même jour, ses mains et ses pieds ont été envahis par des roideurs douloureuses ; elle s'est couchée.

Le 9 mars, elle entre à l'hôpital pour les contractures.

Le 10. Les contractures paraissent un peu moins vives que la veille; la peau est chaude, couverte de sueur. On remarque une rougeur diffuse sur le dos de la main et la partie la plus inférieure de l'avant-bras, avec gonflement manifeste; on développe une douleur vive quand on comprime la main et le poignet à l'endroit de la rougeur, ou qu'on cherche à étendre les doigts ; contractures et gonflement léger des pieds, sans rougeur appréciable ; pouls large et fort, 120 puls.; rien au cœur, rien dans le poumon; anorexie. — Saignée de 200 à 250 gr. et diète. La malade s'est trouvée soulagée à la suite de la saignée ; elle a transpiré abondamment le soir; pouls, 112, fort; les doigts sont moins roides, l'engourdissement moins considérable; la rougeur s'efface.

Le 11. Transpiration très-abondante pendant la nuit ; pouls large, 112; détente des contractures ; on ouvre les doigts sans aucune douleur.

Le 12. Idem; céphalalgie.

Le 13. Epistaxis abondante (200 gr. de sang); tousse un peu, pas de diarrhée, peau encore un peu chaude, pouls, 60. Les contractures ont complétement disparu depuis hier aux mains et aux pieds.

Le 15. Sort guérie.

### Observation XVI.

Contracture des extrémités supérieures et du sterno-mastoïdien gauche. — Impression du froid. (Thèse de M. Corvisart.)

Neuville, 19 ans, garçon de cuisine, salle Saint-Augustin, 13, Cochin, entre le 10 mars 1845.

Quoique d'une mauvaise constitution et d'un tempérament lymphatique, il n'a jamais été gravement malade ; pas de rhumatisme ; il habite un rez-de-chaussée humide et se nourrit assez mal.

Il y a trois jours, après s'être refroidi, il a été pris d'engourdissement dans les membres, et surtout dans les supérieurs. Le lendemain, il a ressenti de la gêne dans les mouvements des doigts, qui étaient en même temps douloureux.

Le 10 mars. Les doigts des deux mains, principalement les quatre premiers, sont roides, fléchis sur la paume de la main, mais rapprochés de manière à imiter un cône. Il y a impossibilité pour le malade de fléchir les phalanges les unes sur les autres, et si l'on cherche à leur imprimer quelques mouvements, ils sont douloureux ; les bras sont encore le siége d'engourdissements marqués.

Il y a une contraction spasmodique d'un des muscles sterno-mastoïdiens. Celui du côté gauche est en effet dur, tendu, douloureux, et maintient le visage incliné du côté opposé ; cette contraction permanente est interrompue de temps en temps par des secousses convulsives ressemblant à un tic. Rien aux membres inférieurs ; apyrexie ; peu d'appétit, céphalalgie assez vive. (Il n'en est question que ce jour.) — Tilleul orange ; huit vent. scar. le long de la colonne vertébrale ; 2 bouillons.

Le 12. Engourdissements des bras diminués, doigts toujours roides, flexion moins prononcée, mouvements communiqués moins douloureux ; muscle sterno-cléido-mastoïdien toujours fortement contracté.— Op., 0 gr. 05 ; bain de vapeurs, deux portions.

Le 13. Encore moins de roideur des doigts ; leurs mouvements sont à peine douloureux, la volonté peut les étendre, le sterno-cléido-mastoïdien est moins dur, moins tendu. — Même prescription.

Le 14. Souplesse des doigts, ni douleur ni engourdissement,

tête droite ; peine aperçoit-on un peu de tension dans le sterno-cléido-mastoïdien qui n'est plus douloureux à la pression.

Le 15. Tout est revenu à l'état normal, et le malade demande sa sortie.

### Observation XVII.

Contracture du membre supérieur gauche. — Rhumatime articulaire aigu. — Rechute.— Guérison définitive par les bains de vapeurs. (Obs. personnelle.)

Le 6 mars 1868, est entré au n° 10 de la salle Saint-François, dans le service de M. Moutard-Martin, à l'hôpital Beaujon, le nommé Loiseleur (Alphonse), 21 ans, serrurier en voitures.

Ce jeune homme, d'une bonne constitution, est habituellement sujet à la céphalalgie et aux migraines; il a d'ailleurs été toujours bien portant, et n'a jamais eu d'accidents rhumatismaux, bien que dans sa famille il compte des rhumatisants.

Il y a quinze jours environ qu'il fit un voyage en chemin de fer pendant la nuit ; durant les quatre heures qu'il y passa, il s'endormit, et pendant son sommeil, il eut tout le côté droit du corps exposé au froid, la portière demeurant incomplétement fermée.

Dès la journée qui suivit, une céphalalgie violente, jointe à de la courbature, de l'inappétence, l'obligea à prendre le lit. En même temps, tout le côté droit du tronc était devenu douloureux; l'hypochondre surtout était le siége de ces douleurs, que non-seulement la pression, mais encore les mouvements respiratoires réveillaient ou augmentaient ; la partie correspondante du cou était également endolorie ; et la rotation de la tête ne se faisait qu'avec difficulté. Deux jours plus tard, l'articulation de l'épaule se prenait à son tour; un médecin appelé alors constata un léger gonflement de la jointure, prescrivit des frictions avec l'alcool camphré, et un purgatif, pour combattre l'état saburral des voies digestives. Sous l'influence de ce traitement, il se sentit assez soulagé pour se permettre une promenade, malgré un froid excessif, et dès lors il fut pris d'accidents nouveaux. Son bras droit tout entier était devenu le siége d'un tremblement presque continuel, accusé surtout dans les doigts ; des crampes coïncidaient avec ce tremblement. En même temps, la céphalalgie et brisement des membres avaient reparu ; il se décida donc à entrer à l'hôpital.

7 Mars. Le malade est presque sans fièvre, la peau est normale, légèrement moite, et le pouls à 70. La langue est blanchâtre, chargée, et l'inappétence complète. Il éprouve quelques nausées et se plaint surtout d'une céphalalgie persistante.

Son attitude dans son lit indique que le côté droit du tronc est très-douloureux; il demeure couché sur le côté gauche, et ne quitte point cette position. La moindre pression exercée en arrière et sur les côtés réveille une douleur assez vive; il en est de même de la pression longtemps soutenue sur les apophyses épineuses des vertèbres lombaires. Toutefois les mouvements respiratoires ne paraissent pas très-pénibles.

Rien à noter dans les membres abdominaux, ni dans le membre supérieur gauche.

Du côté droit, toute la région de l'épaule est le siége d'un gonflement considérable, et d'une rougeur nettement limitée; l'articulation ne peut se mouvoir sans provoquer de la douleur.

Les muscles de l'épaule et du bras n'offrent rien de remarquable.

Quant aux masses musculaires de l'avant-bras, celle de la région antéro-externe présente une sorte de convulsion fibrillaire, qui se traduit dans les doigts par un tremblement presque continuel. La constriction exercée sur l'avant-bras, au niveau de sa partie moyenne, arrête ces mouvements convulsifs. La nuit, pendant le sommeil, ce même tremblement persiste. La plus légère pression faite sur le médian, à son passage au devant de l'articulation du coude, est excessivement douloureuse, de même que sur tout le trajet de ce nerf le long du bord interne du biceps. La même expérience répétée sur l'avant-bras n'a pas donné une localisation aussi exacte de la douleur, les muscles plutôt que les nerfs semblent endoloris.

D'ailleurs, il n'existe pas sur cet avant-bras la moindre trace de rougeur, ni de gonflement.

La préhension des objets avec les doigts est impossible, sans que pourtant le tremblement en semble être la cause; il y a là bien plutôt une paralysie incomplète du mouvement.

La sensibilité demeure intacte dans toute l'étendue du bras.

Le cœur n'offre aucun bruit anormal.

M. Moutard-Martin prescrit : tisane de bourrache, une bouteille d'eau de Sedlitz, potion avec sulfate de quinine 1 gr. 50 ; potages.

Le 8. Le pouls est à 68, la peau un peu en moiteur. L'état saburral a presque complétement disparu, ainsi que la céphalalgie.

L'articulation scapulo-humérale est toujours rouge, gonflée et douloureuse. Du côté du tronc, cette douleur diffuse de la veille a diminué, la malade se meut plus facilement dans son lit.

Quant à la main elle est le siége de secousses continues; il s'y joint de plus une légère flexion spasmodique des doigts qui ne dure qu'un moment. Les mouvements fibrillaires des muscles de l'avant-bras ont augmenté d'intensité; les muscles du bras, ceux qui relient le bras au tronc, une portion du grand dorsal, le grand rond et en avant le grand pectoral, participent maintenant à cet état convulsif. Ils demeurent en repos, sous l'influence seule de la constriction, qui suspend par là même le tremblement.

Potion avec sulfate de quinine 2 grammes.

Le 9. Pouls à 72, peau normale. Le malade a repris son appétit et demande à manger.

L'épaule est gonflée surtout à sa partie antérieure, où le muscle deltoïde est soulevé par l'épanchement intra-articulaire.

Les douleurs vagues, qui existaient encore dans tout un côté du tronc, ont cessé. Le malade peut se lever, et ce qui le fatigue le plus, ce sont les agitations convulsives, douloureuses, qui maintenant sont étendues à la totalité du membre supérieur droit. Pendant ces convulsions spasmodiques, qui sont incessantes, le grand rond et le grand dorsal augmentent de volume et se raccourcissant, rapprochent le membre du corps : le biceps est de tous le plus contracturé, le stéthoscope appliqué à sa surface fait entendre un bruit rotatoire très-manifeste; la convulsion tonique dont il est le siége est continue, au point qu'il existe constamment une légère flexion de l'avant-bras, qu'on ne peut empêcher sans douleur. Le triceps brachial est également intéressé, mais à un faible degré. Mêmes spasmes dans les muscles antérieurs et externes de l'avant-bras, mais plus accentués et plus fréquents qu'hier. Les secousses de la main, qui se répètent jusqu'à huit et dix fois par minute, permettent de compter le nombre de ces spasmes. Toujours flexions passagères des doigts et des phalanges dans la paume de la main. Le sommeil ne diminue en rien ces phénomènes, la supination les exagère singulièrement. Au milieu de ce désordre de mouvements, la sensibilité est toujours intacte, elle n'est ni augmentée ni affaiblie.

La température est également la même des deux côtés.

Bourrache ; potion avec sulfate de quinine, 2 grammes ; bain de vapeurs ; 1 portion.

Le 10. Pouls à 66, pas de fièvre, appétit excellent.

Le bain de vapeurs a amené un grand soulagemeut ; les mouvements de l'épaule sont plus libres, mais l'épanchement persiste, et le gonflement est toujours aussi prononcé en avant.

Les secousses convulsives ont été moins nombreuses. Le cœur présente à sa base et à sa pointe un bruit de souffle doux, coïncidant avec le premier temps.

Tisane de bourrache ; potion avec infusion de feuilles de digitale 0 gr. 50, sirop de gomme 30 gr., eau distillée 125 grammes ; 4 ventouses scarifiées sur l'épaule.

Le 11 et le 12. Il reste à peine de gonflement à l'épaule, dont les mouvements sont encore difficiles, mais à un degré bien moindre.

Les contractions spasmodiques se répètent tout au plus trois ou quatre fois par minute ; par la pronation, on arrive même à les suspendre momentanément. Le biceps seul reste presque constamment contracturé, il fait sous la peau une saillie considérable et détermine une flexion permanente de l'avant-bras. L'usage de la main est maintenant possible.

Tisane de bourrache ; même potion ; bain de vapeurs.

Le 13 et le 14. L'articulation de l'épaule fonctionne sans douleur.

L'état général du malade est toujours excellent, il demeure levé toute la journée.

Les phénomènes convulsifs, qui ont pour siége presque exclusif le grand pectoral (portion brachiale), le biceps surtout, et les muscles de la région antérieure de l'avant-bras, cessent par moments, pour reparaître deux fois environ par minute Les doigts offrent de temps en temps leurs flexions spasmodiques.— Même prescription.

Le 15 et le 16. État à peu près stationnaire.—Bain de vapeurs.

Le 17. Au bain de vapeurs a succédé un repos complet de tout le bras, et le malade sort sur sa demande le 18 mars, conservant un bruit de souffle cardiaque.

Deux jours après son départ de l'hôpital, il fut pris, comme la première fois, de frissons, de céphalalgie et de nausées ; les secousses convulsives du bras reparurent, et l'articulation scapulo-humérale commença à se tuméfier ; ces accidents le décidèrent à rentrer le 24 mars.

Cette rechute semblait s'annoncer par des caractères plus sérieux que la première atteinte, les spasmes se suivaient à intervalles plus rapprochés et s'accompagnaient de douleurs excessives ; on pouvait en compter jusqu'à douze par minute. L'épaule était réduite à une immobilité absolue, par suite d'un épanchement énorme ; le gonflement céda en trois jours à l'application d'un vésicatoire, et de huit ventouses scarifiées. Les bains de vapeurs triomphèrent complétement des mouvements convulsifs, et à dater du 1er avril, ils cessèrent tout à fait.

Le malade sortit définitivement guéri le 7 avril.

## OBSERVATION XVIII.

Contracture des quatre membres avec flexion permanente. — Rhumatisme articulaire. — Traitement par le sulfate de quinine. (Résumée.) (*Union médic.*, 1849, p. 509.)

Au n° 80 de la salle Sainte-Claire, hôpital Beaujon, service de M. Sandras, est couchée une femme de 35 ans, cuisinière.

D'une constitution forte et robuste, elle a été sujette autrefois à des attaques d'hystérie. Deux ou trois mois avant son entrée, elle fit une chute, à la suite de laquelle elle perdit connaissance, et quinze jours environ après cette chute, sans céphalalgie, sans affaiblissement de l'intelligence, ni de la sensibilité, elle constata un peu de faiblesse dans les membres supérieur et inférieur gauches. A cette faiblesse, qui l'amena à l'hôpital, se joignirent bientôt de nouveaux phénomènes. Le membre supérieur gauche commença à entrer dans un état de flexion violente, le bras était fortement appliqué contre le corps, l'avant-bras dans la flexion forcée, la main fermée, les doigts fléchis et fortement rétractés, le pouce dans l'adduction forcée. Bientôt le membre inférieur gauche, le bras droit et le membre inférieur correspondant devinrent le siége de contractures analogues. La malade avait les bras fortement rapprochés du corps, et l'on ne pouvait les écarter sans occasionner des douleurs intolérables ; les avant-bras étaient fléchis et fortement appliqués sur la poitrine, les mains fermées et appliquées avec force sur le sternum. Les membres inférieurs étaient dans la flexion, les genoux tellement rapprochés par la contraction violente des adducteurs, que, pour éviter la gangrène, il fallut placer entre eux un coussin destiné à les séparer. En même temps, à des intervalles variables, il survenait des douleurs avec gonflement dans les grosses et petites articulations. Les genoux des deux côtés, les poignets, les coudes, les petites articulations de la main, celles du gros orteil aux deux pieds se tuméfiaient, devenaient douloureuses. La malade était prise de fièvre et de transpirations abondantes pendant ces accidents.

On employa les bains de vapeurs, les bains tièdes, les antispasmodiques; mais de tous les moyens, le plus efficace, ce fut le sulfate de quinine à haute dose.

Au bout de deux mois, le membre supérieur gauche était encore dans la rétraction forcée, le bras appliqué contre le corps, l'avant-bras fléchi, la main fortement pliée; avec douceur, on arrivait à produire l'extension, mais la rétraction reparaissait sitôt qu'on abandonnait le membre à lui-même. Quelque temps plus tard, la malade parvenait à imprimer le mouvement d'élévation en masse. Quant aux autres membres, la liberté de leurs mouvements était complétement revenue, toutefois elle était plus grande par les temps secs et chauds que par les temps froids et humides.

### Observation XIX.

Contracture des quatre membres. — Impression du froid. — Succès du chloroforme. Par Aran, médecin de l'hôpital Saint-Antoine. (Résumée.) (Thèse de M. Fosse, p. 44.)

Un garçon marchand de vin, âgé de 17 ans, entre le 12 mars salle Saint-Antoine.

Il n'a jamais été malade; depuis plusieurs mois, il a les mains continuellement dans l'eau pour rincer les bouteilles. La maladie a débuté, il y a trois jours, par de la roideur dans les mains, et la nuit suivante, la roideur s'est montrée dans les membres inférieurs. Depuis ce moment, il n'a jamais eu ses mouvements entièrement libres; toutefois, à certains moments, il y a eu détente dans ces crampes douloureuses.

Au moment où nous le voyons pour la première fois, les pieds sont portés dans l'extension forcée, la pointe fortement abaissée, les orteils fléchis; les muscles postérieurs de la jambe, et surtout les jumeaux, sont durs et volumineux. Dans ces muscles, comme dans les extenseurs de la jambe, on aperçoit des contractions fibrillaires incessantes, et à l'oreille ces contractions donnent la sensation du bruit de roulement.—Aux membres supérieurs, les deux mains se présentent dans la pronation forcée, fléchies sur l'avant-bras, le pouce porté dans l'adduction forcée et venant se placer au-dessous de l'index dont il maintient relevées les dernières phalanges, tandis que la première est fléchie; les autres doigts sont fléchis vers la paume de la main, la flexion allant en augmentant de l'index au petit doigt. Flexion du poignet, pronation de la main et de l'avant-bras, résultant de la contracture des fléchisseurs et pronateurs, lesquels sont agités de contractions fibrillaires. Les deux biceps sont également le siége d'une roideur, dont on se rend maître avec un peu de patience. — Le malade éprouve une sorte d'engourdissement dans les membres supérieurs et inférieurs, et le plus léger contact suffit pour augmenter les contractions fibrillaires.

La peau est chaude, baignée de sueur; le pouls est à 84 p.; quelques signes de chloro-anémie. — Application de compresses imbibées de chloroforme sur la masse musculaire postérieure des jambes et les deux avant-bras. — Potion avec 2 gr. 50 de chloroforme.

Les applications de chloroforme sont suivies d'un soulagement immédiat, auquel contribue sans doute la potion. Deux heures après, le malade peut étendre ses pieds et ses mains sans douleur. — Nuit excellente. Apyrexie le lendemain et liberté des mouvements.

L'administration de la potion au chloroforme est, par mesure de prudence, continuée pendant deux jours, et le malade quitte l'hôpital le 22 mars en très-bon état. Il est repris de contracture deux jours après sa sortie; le même traitement fut employé avec succès, et cette fois il n'y eut pas de rechute.

### Observation XX.

Contracture des extrémités supérieures. — Douleurs rhumatismales dans les antécédents. — Complication de paralysie. Par M. Jules Verdier, D.-M. à Barre-des-Cévennes. (*Gazette hebd.*, 1856, p. 69.)

D'un tempérament lymphatique, sujette d'ailleurs à des douleurs rhumatismales, âgée de 32 ans, Mme J... allaitait son cinquième enfant bien portant et âgé de 4 mois. A la suite d'aliments lourds qu'elle prit le soir du 31 janvier 1852, elle éprouva la nuit suivante des contractions violentes dans les muscles des membres, principalement dans ceux des avant-bras, qui se renouvelèrent à plusieurs reprises les jours suivants. Elles se prolongeaient pendant une ou deux heures et se trouvaient escortées par une douleur si forte qu'elle arrachait des cris à la malade. Quand l'affection se produisait dans l'avant-bras, tout le membre était étendu, ainsi que les doigts, que la malade tenait écartés. Elle ne pouvait fléchir ni laisser fléchir, presser ni même toucher les parties affectées, à cause de l'aggravation des douleurs que tout cela lui procurait. Pendant ces accès, la malade se penchait, comme entraînée par le poids du bras qu'elle portait presque à terre; la figure s'animait, le pouls acquérait une fréquence fébrile. Pendant les rémissions, au contraire, pas de signes de réaction; seulement langue blanche avec un enduit jaunâtre à la base, haleine fétide, ventre paresseux et pas d'appétit.

Il y avait quelques jours que cet état durait, lorsque je fus consulté. Une purgation, le laudanum, l'éther, un liniment préparé avec la belladone, des vésicatoires aux jambes, procurèrent un soulagement assez marqué pour faire négliger les restes de cette affection. Ce fut un grand mal; car la malade eut des retours de crampes dans le bras gauche, d'abord très-rares, mais qui en se perpétuant, ont fini par revenir à des intervalles fort rapprochés, et ont amené l'émaciation et la paralysie du membre affecté.

### Observation XXI.

Paralysie rhumatismale et contracture consécutive. Par le Dr Louis Chapel, de Saint-Malo. (*Journal de méd.*, p. 270.)

Je fus appelé au mois de janvier 1840, pour donner mes soins au nommé Jourand, douanier, âgé de 25 ans, d'une constitution moyenne, qui, ayant été exposé au froid toute une nuit passée dans un bateau où il faisait son service, en était sorti avec une paralysie des deux membres thoraciques. Ce ne fut que quinze heures après l'accident que je vis le malade. Le froid avait marqué 3 degrés centigrades à quatre heures du matin.

Paralysie complète du sentiment, le mouvement étant en partie conservé. La peau semble chaude au toucher, le pouls est développé, battant 90 fois à la minute, la tête est douloureuse, la figure rouge, les yeux animés. Jourand, qui est d'une intelligence peu développée, est fort affecté de son état.

Je lui fis pratiquer une saignée de 350 grammes environ, et j'ordonnai des frictions sur les membres supérieurs, des boissons tièdes aromatiques et le repos au lit.

L'officier de santé qui était resté auprès de Jourand m'écrivit quelques jours après, que l'état général était fort bon, mais que la paralysie existait toujours au même degré. Je lui ordonnai une consultation dans laquelle je conseillais la strychine à la dose d'un 12e de grain. A peine la première prise fut-elle administrée qne le malade, qui était levé, fut agité de mouvements convulsifs, qui effrayèrent les personnes présentes. Je supposai que l'officier de santé, en préparant le médicament, comme il est d'usage de le faire dans les campagnes, avait augmenté involontairement la dose qui avait excité violemment le système nerveux. Pour avoir le malade sous les yeux, je le fis rester à l'hôpital dans le service de mon ami le Dr Behier, qui lui prodigua, pendant plusieurs mois, les soins les plus éclairés en même temps que les plus variés, mais sans aucun succès. Frictions diverses, électro-puncture, bains, douches, etc.

L'administration des douanes, fatiguée de la longueur d'un traitement jusque-là inutile, le renvoya dans son pays.

J'avais, depuis longtemps, perdu de vue Jourand, lorsque je sus, au commencement de 1843, qu'il avait repris du service dans la douane. Je fus aux informations, et j'appris de lui-même, qu'arrivé chez lui, il n'avait voulu se soumettre à aucun traitement, et que peu à peu, sous l'influence de la chaleur, sa paralysie avait fini par disparaître entièrement. Je constatai, en effet, que la sensibilité et le mouvement étaient parfaitement revenus, et qu'il ne restait aucune trace de son ancienne affection.

Au mois d'avril, il fut pris d'anxiété épigastrique, d'étouffements qui s'accompagnèrent d'anorexie, de soif vive, de céphalalgie sus-orbitaire sans étourdissements ni fourmillements dans les membres. Il cracha du sang à plusieurs reprises et fut soulagé par des sangsues et des cataplasmes à la région épigastrique.

Depuis cette époque, sa santé n'avait été traversée par aucune indisposition, lorsqu'il ressentit, le 26 septembre, une vive céphalalgie, avec perte d'appétit, bouche amère et vomissements bilieux. Jourand garda alors le lit pendant deux jours. Le 28, il sortit de sa chambre pour se laver les mains à l'eau courante, et aussitôt il ressentit une vive démangeaison dans l'avant-bras et principalement la main gauche.

Une heure plus tard il y avait contracture.

Quand je le vis, le 10 octobre, je le trouvai dans l'état suivant : les doigts sont fortement fléchis dans la main, le poignet sur l'avant-bras, le pouce appliqué contre le doigt indicateur : point de rougeur ni de gonflement des parties. Si l'on essaye de redresser les doigts et le poignet, on cause au malade les plus vives douleurs. La main est très-sensible, dans plusieurs points, au moindre toucher, ainsi que l'avant-bras. Cette sensibilité est surtout exaltée à la hauteur du deuxième métacarpien et du carré pronateur. A l'avant-bras, le cubital interne et le radial antérieur paraissent faire une légère saillie. Jourand éprouve souvent des picotements dans les parties contracturées. Les sens et l'intelligence ne paraissent pas affectés. La peau n'est pas chaude, le pouls bat de 64 à 68 fois, l'appétit est conservé. Le bras droit et les membres abdominaux sont dans le plus parfait état d'intégrité.

Traitement : Vomitif, frictions avec la teinture de cantharides. Lorsque le malade vint se présenter à moi, le 19 octobre, les doigts pouvaient être redressés sans douleur. Le deuxième métacarpien et la partie inférieure et antérieure de l'avant-bras étaient encore très-sensibles. Les picotements avaient beaucoup diminué.

Dans la nuit du 27 au 28 octobre, il est repris des mêmes douleurs et des mêmes symptômes qu'au début.

Traitement, *ut suprà*.

Le 5 novembre, le membre gauche étant toujours très-douloureux, un vésicatoire fut appliqué sur l'avant-bras, pour faire absorber un sel de morphine, et une potion narcotique fut administrée.

Le 12 novembre, même état. — Potion antispasmodique.

Jourand retourna peu de jours après dans son pays, et j'appris plus tard que la contracture avait promptement disparu.

## Observation XXII.

Spasme simultané de la glotte et du diaphragme. — Rhumatisme articulaire. — Guérison. Par M. Marotte. (Abrégée.) (*Bull. de la Société médic. des hôpit*, 1853-55, p. 246.)

Le 30 novembre 1853, une femme de 44 ans, nommée Audot, est entrée dans mon service, à la Pitié, pour des douleurs sourdes qu'elle éprouvait dans quelques articulations des membres inférieurs, et qui nous parurent de nature rhumatismale, les articulations douloureuses étant en même temps le siége d'une légère tuméfaction.

Le lendemain de son entrée, pendant la visite, et au moment où nous venions de quitter son lit, cette femme fut prise tout à coup d'accidents spasmodiques des organes respirateurs, qui durèrent de une à deux minutes, après lesquelles le calme se rétablit. Des accès semblables se répétèrent dans la soirée et les jours suivants, ce qui nous a permis à M. Gaube, mon interne, et à moi, d'en étudier les phénomènes d'une manière complète.

Voici, à quelques variantes près, en quoi consistaient ces accès : La malade éprouvait tout à coup une sensation de douleur et de constriction circulaire à la base de la poitrine, la respiration restait un moment suspendue, puis survenaient des efforts considérables d'inspiration et d'expiration accompagnés, dans les deux temps, d'un sifflement laryngien. Le sifflement était plus fort, plus aigu pendant l'inspiration, qui s'exécutait elle-même d'une manière brusque, et s'accompagnait d'une dilatation exagérée de la base de la poitrine. La respiration ne conservait pas toujours le même rhythme; par moments un intervalle plus long séparait une inspiration d'une autre. Par moments aussi le visage et les lèvres prenaient une coloration bleuâtre; mais en général les phénomènes d'asphyxie étaient peu prononcés. L'oreille, appliquée sur différents points de la poitrine, percevait le bruit d'expansion pulmonaire, plus rude, plus bruyant qu'à l'état normal.

Jamais nous n'avons aperçu de mouvements convulsifs des membres.

Pendant la durée de quelques accès, M. Gaube a exercé une compression sur le trajet des pneumo-gastriques, au niveau du bord supérieur du cartilage thyroïde, et les phénomènes spasmodiques ont perdu de leur intensité d'une façon très-marquée, pour la reprendre sitôt la compression cessée. On observait encore, pendant la durée de l'accès, quelques mouvements de déglutition, qui devaient être assez pénibles, à en juger par les efforts qu'ils nécessitaient; les accidents laryngés ne déterminaient aucune sensation douloureuse.

Quand l'accès touchait à sa fin, les inspirations devenaient plus sonores et plus accélérées, puis les mouvements spasmodiques s'arrêtaient subitement, et la respiration reprenait son caractère normal. La malade conservait plus ou moins longtemps de l'abattement, de la lassitude, et une sensation douloureuse au creux épigastrique.

La durée des accès était en général assez courte : elle variait d'un quart, d'une moitié de minute à deux ou trois minutes. Leur retour était également séparé par des intervalles fort inégaux. Ils se sont éloignés peu à peu, pour cesser complétement pendant les quinze derniers jours que la malade a passés à l'hôpital. L'administration journalière de 4 à 8 grammes de valériane a paru contribuer à ce résultat.

Cette malade, qui paraissait avoir une bonne constitution, présentait en même temps des symptômes d'hystérie, lesquels remontaient à l'âge de 23 ans, mais qui ont repris de l'intensité, depuis deux ans que les règles ont cessé de paraître. A 23 ans, elle aurait éprouvé également des phénomènes identiques à ceux dont nous avons été témoins. Quant à l'affection rhumatismale, qui avait motivé son entrée, elle s'est amoindrie sous l'influence du repos, d'une boisson délayante et de cataplasmes laudanisés.

L'hérédité paraît être étrangère chez cette malade à ses accès de spasme phréno-glottique. Son père et sa mère sont morts vieux, n'ayant eu l'un et l'autre que des rhumatismes.

### Observation XXIII.

Contracture des extrémités. — Impression du froid. — Forme tétanique. — Guérison. (Thèse de M. Rabaud, p. 44.)

Eugène R....., 13 ans, entre le 3 février à la salle Saint-Benjamin, hôpital Sainte-Eugénie. Habitait un appartement très-humide; a eu, il y a quinze jours, un accès de contracture qu'il attribue à un refroidissement pris en couchant par terre. Le jour de son entrée, a été pris, sous nos yeux, d'un accès; mouvements désordonnés des jambes, se roule dans son lit; douleurs très-vives dans les reins et dans les bras; bras éloignés du corps, mais non rigides; doigts contracturés, écartés. Il demande qu'on lui tiraille les mains, éprouve du soulagement pendant ces mouvements d'extension. Face rouge, violacée; cris, sueurs très-abondantes; respiration haletante, pouls irrégulier; intelligence conservée; pas d'anesthésie; a eu quatre accès dans la même journée, d'un quart d'heure à vingt minutes. — Saignée de 150 grammes, bain, qui l'ont soulagé.

Trois heures après la saignée, nouvel accès de trois quarts d'heure, accompagné des mêmes symptômes et d'une douleur vive ressentie à la fois au creux épigastrique et dans le dos.

Le lendemain, 4 février, deux accès.

Le 6, les contractures disparaissent.

Le 19. Les contractures des mains ont reparu ce matin avec quelques inégalités dans les battements du cœur, sans bruit anormal; pouls irrégulier, contractures très-douloureuses des fléchisseurs des avant-bras et de la jambe. Saignée de 150 grammes, à laquelle succède un moment de relâchement dans la roideur et surtout dans la douleur qui disparaît.— Bain, extrait de belladone, 3 centigrammes.

Au bout de trois jours, guérison; le malade sort.

Il rentre le 15 mars; il est atteint de contractures depuis vingt-quatre heures, c'est le premier accès depuis sa sortie.

Le 16, nous sommes témoins de deux accès successifs des plus bizarres; l'enfant se tourne dans son lit avec une agitation extrême, les membres exécutent des mouvements désordonnés; la face est congestionnée, la tête renversée en arrière, sans grande roideur; cris continuels. Le sens de la vue paraît aboli, les pupilles subissent spontanément des alternatives de dilatation et de resserrement très-brusques ; bouche béante. Dans cet état, le malade avale l'eau qu'on lui verse dans la bouche ; respiration profonde, entrecoupée ; perte de connaissance ; anesthésie générale. Au début de l'accès, le malade avait une roideur tétanique des muscles du dos qui l'empêchait de s'asseoir et des contractures très-violentes des extrémités supérieures seulement, qui ont persisté pendant toute la durée de l'accès ; la perte de connaisance a duré cinq heures environ. Quand on parlait au malade, il répondait quelques mots, mais tout à fait incohérents ; du reste, il n'a pas conservé le souvenir de la douleur et de ses cris.

Le 17. Le lendemain, contractures des doigts, roideur des muscles du dos ; le malade ne peut s'asseoir.

Le 19. Va bien. Point de contractures, pouls toujours irrégulier.

Le 23. Il essaye de se lever, mais il éprouve une grande faiblesse dans les jambes et se tient très-difficilement debout. Cette paralysie incomplète des membres inférieurs dure huit jours encore, au bout desquels le malade peut marcher.

### Observation XXIV.

(Service de M. Trousseau.)

Accès tétaniqnes. — Rémittence complète. — Impression du froid. — Mort.
(*Gazette des hôpit.*, 1856, p. 285.)

Un jeune garçon de 18 ans, atteint, disait-on, d'épilepsie, fut apporté, en 1856, à la préfecture de police, où l'examina M. le Dr Lasègue. Le malade était roide comme une barre de fer, avait les mâchoires fortement serrées l'une contre l'autre et la main transformée en main d'accoucheur. Après avoir causé avec lui et s'être assuré que le mal comitial devait être exclu du diagnostic, M. Lasègue envoya ce pauvre garçon à l'Hôtel-Dieu, où il fut reçu dans le service de M. Trousseau. Voici les phénomènes curieux qu'il fut permis de constater : le malade, soudainement frappé, tombait à terre dans un état de rigidité tétanique : les muscles du cou, de la poitrine et de l'abdomen se roidissaient convulsivement et incurvaient le tronc en avant. Au bout de quelques instants, il survenait une gêne extrême de la respiration et un véritable accès d'orthopnée d'une durée heureusement très-courte et ne pouvant s'expliquer que par la suspension du fonctionnement des muscles laryngés. La face était rouge, animée, les lèvres violettes, les jugulaires gonflées.

Aussitôt après que la contracture était passée, ce jeune homme causait avec une certaine gaieté, quoique s'exprimant avec assez de difficulté. Dans les intervalles de ses crises, il était tout à fait revenu à la santé et mangeait avec appétit. S'il n'avait point eu deux accès périodiques dans la matinée, il se fût admirablement porté.

Ce jeune garçon s'était trouvé exposé au froid et à la pluie ; les impressions atmosphériques sont, comme on le sait, une cause assez fréquente de cette affection.

Bien que la mort soit exceptionnelle dans ce genre de contracture, ce malade alla tristement finir à l'Hôtel-Dieu, dans le service de M. le professeur Rostan. Six semaines après avoir quitté les salles de M. Trousseau, il fut pris de contractures nouvelles, de toux, de dyspnée, de sueurs, et, dans les derniers jours de sa vie, l'affaiblissement des jambes était très-prononcé et l'orthopnée considérable.

L'autopsie a démontré un ramollissement de la portion supérieure de la moelle épinière et les lésions ordinaires de la phthisie pulmonaire. Il est évident que, dans ce cas, les tubercules ont beaucoup aidé à un dénouement fatal.

### Observation XXV.

Tétanos rhumatismal.— Deux récidives.— Guérison rapide. (Obs. personnelle.)

Le nommé Conseil (Guillaume), âgé de 34 ans, terrassier, est entré, le 26 mai 1867, au n° 19 de la salle Saint-Félix, à l'hôpital de la Charité, service de M. Pidoux.

Cet homme s'est toujours parfaitement porté ; il n'a jamais eu d'attaque épileptique, et nie tout antécédent de syphilis et d'alcoolisme. Il travaille habituellement à la construction des égouts, toutefois il n'a point eu jusqu'à présent d'atteinte rhumatismale.

Depuis deux ou trois jours, il éprouvait des malaises, de la courbature, lorsque hier dans la soirée, se trouvant plus fatigué que de coutume, il se coucha sur le gazon humide, et s'endormit dans cette position ; à son réveil, au bout de quelques heures, il eut beaucoup de peine à se relever ; les mouvements de la tête et du cou étaient devenus pénibles, la marche était également difficile, parce que ses jambes manquaient de souplesse ; cependant il voulut regagner son domicile, et, chemin faisant, il fut obligé de s'arrêter, à cause de la roideur, qui ne lui permettait plus l'usage de ses membres. Quand on le trouva, il était étendu, immobile sur le sol, et ne pouvait exécuter aucun mouvement volontaire ; on l'apporta dans cet état à l'hôpital de la Charité dans la nuit du 26 au 27 mai.

Le 27 mai, à la visite du matin, le malade est immobile, dans le décubitus dorsal; les yeux demeurent constamment fixés en haut; la tête, fortement renversée en arrière, ne peut se mouvoir; le moindre effort que l'on tente pour la redresser amène une crise douloureuse, qui se traduit par une agitation convulsive des muscles de la face. Les mâchoires restent rapprochées par la contraction permanente des masséters dont la tension est extrême; c'est à peine si, à l'aide d'une spatule que l'on glisse entre les dents, on peut introduire dans la bouche quelques gouttes de liquide. Le pharynx participe à ces convulsions toniques, auxquelles vient s'ajouter de temps en temps un état spasmodique, caractérisé par un mouvement bruyant de déglutition. La cage thoracique se contracte de même spasmodiquement, à chaque respiration. Enfin, les muscles de la paroi abdominale sont également durs, tendus, et ne peuvent être déprimés par la main qui les palpe.

Les membres supérieur et inférieur du côté gauche sont contracturés dans toute leur longueur, il est impossible de les fléchir au niveau de leurs articulations. La sensibilité est d'ailleurs conservée, bien que légèrement diminuée; il suffit de pincer, pour provoquer de petites secousses convulsives. — A droite, la sensibilité est également intacte, mais la contracture est remplacée dans les deux membres supérieur et inférieur par une sorte de résolution, sans que pourtant il y ait paralysie, car le malade peut les soustraire au pincement, à la piqûre.

La miction est involontaire, la verge demeure dans un état de demi-érection.

Le rachis ne semble pas douloureux à la pression, sauf à la région cervicale.

La roideur est, en somme, à peu près générale et tellement intense, que le malade ne peut être soulevé que d'une pièce ;

mais ce qui domine, c'est le trismus, qui s'accompagne de grincement de dents.

L'examen des autres organes ne fait découvrir rien d'important. Les pulsations du cœur sont normales. — D'un autre côté, il n'y a point de strabisme, pas d'inégalité des pupilles, et, bien que le malade ne puisse parler, il a conservé toute sa connaissance, et comprend parfaitement les questions qu'on lui adresse.

Le pouls est normal, à 67; la température du creux de l'aisselle à 37°,8.

En présence de tous ces symptômes, M. Pidoux, notre cher et savant maître, crut à un tétanos rhumatismal, et prescrivit :

Bain de vapeurs;

Douze ventouses scar. le long de la colonne vertébrale.

Avant que le traitement fût commencé, le malade fut pris d'une sueur abondante, qui fut suivie d'une rémission immédiate. La contracture du côté gauche a diminué, au point que la flexion des jointures est maintenant possible; cette sorte de résolution des membres, qui existait à droite, a également disparu; le trismus n'est plus aussi marqué et permet un léger écartement des mâchoires, de sorte que l'ingestion d'un peu de liquide se fait sans difficulté.

Cette amélioration subite fut beaucoup plus accentuée encore après l'administration du bain de vapeurs. L'opisthotonos avait cédé presque complétement, et il ne restait plus qu'un léger degré de trismus. Il ne subsistait pas la moindre trace de secousses convulsives.

La fixité des yeux a cessé, et la parole est maintenant possible.

Dans la soirée, le malade mange un potage.

28 mai. La nuit a été bonne, le sommeil tranquille.

Les masséters conservent un peu de roideur, et la flexion de la tête est légèrement douloureuse.

La jambe gauche seule est le siége d'élancements.

Etat général parfait; appétit excellent.

Un bain de vapeurs est de nouveau prescrit.

Le 29. La guérison semble définitive; le malade sort le 4 juin sans avoir présenté rien de nouveau, mais offrant encore quelques fourmillements dans les extrémités.

Cinq semaines plus tard, le 11 juillet, il rentrait à la Charité, dans le service de M. le professeur Bouillaud, après avoir constamment souffert, depuis son départ de l'hôpital, de malaises et d'engourdissements dans les membres. Il était encore apporté cette fois dans un état de contracture presque généralisée sans qu'en sortant de chez lui il se sentît marcher plus difficilement que de coutume. Chemin faisant, il avait été pris de vertige auquel avait succédé une roideur complète du tronc, des muscles du cou et de la mâchoire, enfin des membres inférieurs ; seuls les membres thoraciques étaient dans la résolution. Mêmes secousses convulsives. même fixité du regard, même conservation de l'intelligence qu'à la première attaque.

Le 13 juillet au soir, la contracture commençait à diminuer d'intensité, et le lendemain tout symptôme avait disparu.

On diagnostiqua une contracture rhumatismale.

Le 17 novembre, les mêmes accidents ramenaient cet homme à l'hôpital de la Charité, dans le service de M. le professeur Gosselin.

J'extrais d'une longue note, que je dois à l'obligeance de mon excellent collègue M. Liouville, les quelques détails qui suivent.

Apporté, pendant la nuit du 16 au 17, sans renseignements, il fut trouvé, à la visite du matin, dans un état tétanique complet, auquel participaient dans leur totalité les membres supérieurs et inférieurs. La déglutition est bruyante par intervalles, et indique un spasme du pharynx. Une sorte de hoquet passager annonce que le diaphragme est aussi le siége de mouvements convulsifs. De petites agitations fibrillaires sont fréquentes dans les muscles contracturés.

Trismus excessif, opisthotonos très-marqué, pas de fixité des yeux.

Sensibilité conservée, absence de symptômes cérébraux. Pouls normal, température normale.

Une injection de 18 gouttes de sulfate d'atropine (solution au 100$^{e}$) fut sans résultat immédiat; un bain de vapeurs parut plus efficace et mit fin à la contracture des membres, qui fut remplacée par un peu de roideur.

18 Novembre. Le trismus et l'opisthotonos demeurent stationnaires. La pression des apophyses épineuses est légèrement douloureuse. Le malade peut à peine desserrer les dents, et la déglutition des liquides est toujours suivie de contractions spasmodiques.

Le 19. Un bain de vapeurs pris dès le matin est suivi d'une détente bien manifeste des muscles du tronc et du cou. Le malade peut maintenant se tourner dans son lit, il ouvre assez facilement la bouche, et la déglutition s'exécute normalement.

Il accuse un peu de roideur dans le cou et des fourmillements dans le membre inférieur gauche.

Le 20. Guérison complète, sauf encore quelques engourdissements passagers.

Il sort, bien portant, à la fin de novembre.

# TABLE DES MATIÈRES





A. PARENT, imprimeur de la Faculté de Médecine, rue M^r-le-Prince 31.

## A LA MÊME LIBRAIRIE



A. PARENT, imprimeur de la Faculté de Médecine, rue M.-le-Prince, 31.

www.ingramcontent.com/pod-product-compliance
Ingram Content Group UK Ltd.
Pitfield, Milton Keynes, MK11 3LW, UK
UKHW020233220726
13923UKWH00002B/630

9 782019 665142